Knaur

Dr. med. Karola Scheffer

KNAURS kleiner Homöopathieführer

- Zuverlässig das richtige Mittel finden
- Über 120 Beschwerden von Kopf bis Fuß
- Extra: Erste Hilfe und Reiseapotheke

www.knaur-ratgeber.de

Der Siegeszug der Homöopathie

Die Homöopathie ist eine Heilmethode, die seit ihrer Einführung in die Medizin durch Samuel Hahnemann einen stetigen Aufschwung erlebt hat. Gerade in der heutigen Zeit erfreut sie sich zunehmender Beliebtheit.

Die Selbstheilungskräfte aktivieren

Die Homöopathie gilt als eine sehr nebenwirkungsarme Behandlungsart und unterscheidet sich grundlegend von den herkömmlichen Therapieformen: Sie arbeitet nämlich nach dem so genannten Ähnlichkeitsprinzip. Dieses besagt, dass ein bestimmter Stoff, der in großen Mengen Krankheitserscheinungen hervorrufen kann, in sehr starker Verdünnung gerade diese Symptome zu heilen vermag. Die Homöopathie nutzt dabei das Prinzip der Lebenskraft, die in jedem Menschen steckt. Sie geht davon aus, dass im Zustand der Krankheit diese Lebenskraft gestört ist, und setzt den Impuls, über die Selbstheilungskräfte das Gleichgewicht des Körpermilieus wieder zu erlangen.

Das Prinzip, Ähnliches durch ähnliche Stoffe zu heilen, ist sehr alt. Einer der ersten, der es erkannte und damit arbeitete, war Paracelsus, der in der Zeit von 1493 bis 1541 lebte. Er war ein Gelehrter mit großen Kenntnissen in den damaligen Naturwissenschaften, wie der Alchemie und Medizin. Paracelsus erkannte, dass sich die Naturgesetze im Kosmos und in allen irdischen Erscheinungsformen in »ähnlicher« Weise wiederfinden, und begann Heilmittel herzustellen, wobei er sich am Erscheinungbild der Pflanzen und Naturstoffe orientierte. Er glaubte, dass sie ihr Einsatzgebiet widerspiegeln. Paracelsus schuf damit die so genannte Signa-

turenlehre, die sich bis heute in der Homöopathie erhalten hat. Seine Heilmittel stellte er nach den Prinzipien der Alchemie und – wie in der heutigen Homöopathie – auch durch Verdünnungen her. Er versuchte dabei, aus den Naturstoffen die »Essenz« ihrer grundlegenden Beschaffenheit zu gewinnen.
Obwohl Paracelsus große Heilerfolge verzeichnete, gerieten seine Heilmethoden nach seinem Tode wieder in Vergessenheit, bis der Leipziger Arzt Samuel Hahnemann vor etwas mehr als 200 Jahren durch einen Zufall die Homöopathie entdeckte und sie nach seinem legendären Chinarindenversuch in die Medizin seiner Zeit einführte (siehe Seite 8).

Ähnliches heilt Ähnliches: Ein Beispiel ist das Schöllkraut, dessen gelber Saft der Galleflüssigkeit gleicht. Tatsächlich gilt das Schöllkraut in der Homöopathie wie auch in der Pflanzenheilkunde bis heute als eine der wichtigsten Arzneipflanzen für Leber- und Galleerkrankungen.

➤ Die Heilerfolge der Homöopathie

Die Wirksamkeit der Homöopathie konnte sich im Jahre 1831 beweisen. Damals suchte nämlich eine Cholera-Epidemie Zentraleuropa heim. Während die herkömmliche Behandlung schlecht anschlug und sehr viele Menschen starben, genasen unter der homöopathischen Therapie überraschend viele. Das Mittel, das Hahnemann damals am häufigsten seinen Rat suchenden Kollegen empfahl, war Camphora (Campher).
Aufgrund solcher Heilerfolge breitete sich die Homöopathie rasch in Europa und auch in Amerika und Asien aus. Vor allem in den Vereinigten Staaten von Amerika erlebte die Homöopathie durch die Schüler Hahne-

manns einen stürmischen Aufschwung. Einige von ihnen erweiterten Hahnemanns Forschungen und gewannen neue Erkenntnisse dazu, die noch heute den homöopathisch arbeitenden Ärzten und Therapeuten als wichtige Hilfsmittel bei der Behandlung dienen.

Der in Sachsen geborene Constantin Hering beispielsweise, der im Jahre 1833 nach Amerika übersiedelte, gründete dort mit Kollegen die erste homöopathische Hochschule und im Anschluss die erste homöopathische Ärztevereinigung, das American Institute of homeopathy. Die nach ihm benannte »Hering'sche Regel« ist für die heutigen Homöopathen ein wesentliches Instrumentarium, um zu erkennen, ob eine Behandlung erfolgreich verläuft.

Die Hering'sche Regel: Sie besagt, dass die Krankheitserscheinungen sich von »oben nach unten« oder von »innen nach außen« entwickeln müssen. Wenn Sie beispielsweise an einem Hautausschlag der Kopfregion leiden und dieser unter homöopathischer Behandlung in Richtung Füße wandert, so ist das ein Zeichen der beginnenden Heilung. Verschwinden Ihre Magenschmerzen unter der Wirkung eines homöopathischen Mittels und es tritt stattdessen Schweißbildung auf, so ist dies gleichfalls als günstig bewerten.

Ein weiterer bedeutender Homöopath der Folgezeit nach Hahnemann war James Tyler Kent, ursprünglich erbitterter Gegner der Homöopathie, der aber durch die direkte Erfahrung der Wirksamkeit eines homöopathischen Mittels am eigenen Leib zum großen Verfechter dieser Heilmethode wurde. Kent schuf ein umfassendes Nachschlagewerk, in dem er Krankheitssymptome und die dafür in Frage kommenden homöopathischen Arzneimittel einander zuordnete. Das so genannte »Kentsche Repertorium« ist auch heute noch das wichtigste Handwerkszeug des klassischen Homöopathen.

➤ Laienvereine fördern die Homöopathie

Letztlich waren es aber auch die Laienbewegungen, die ganz entscheidend zur Verbreitung der Homöopathie beigetragen haben. Einer der bekanntesten Vertreter homöopathisch arbeitender Laien war der westfälische Jurist Freiherr von Bönninghausen (1785 bis 1864). Sein Interesse an der Homöopathie wurde geweckt, als ihn sein Freund und Arzt Carl Ernst August Weihe durch die Wirkung homöopathischer Arzneien von seiner Schwindsucht heilte. Er betätigte sich späterhin – obwohl Nichtmediziner – selbst als homöopathischer Therapeut und gewann unter anderem das Vertrauen der von ihm behandelten Anette von Droste-Hülshoff.

Zwischen 1870 und 1933 waren die homöopathischen Laienbewegungen am stärksten in Württemberg und in Sachsen vertreten. Ein wichtiger Grund für die Entstehung solcher Organisationen war sicherlich die Suche nach medizinischer Selbsthilfe. Insbesondere in ländlichen Gebieten war die medizinische Versorgung unzureichend.

Die Anwendung homöopathischer Mittel bei den unterschiedlichsten Beschwerden war auch für Laien gut durchschaubar und erschien daher für sie durchaus erlernbar. Tatsächlich eignet sich die Homöopathie wie kein anderes Heilverfahren zur Selbstbehandlung, da sie – allerdings unter Beachtung einiger wichtiger Prinzipien – eine zuverlässige Wirkung hat und nahezu frei ist von unerwünschten Nebenwirkungen.

Samuel Hahnemann und das Ähnlichkeitsprinzip

Der Arzt und Chemiker Samuel Hahnemann gilt als der Begründer der klassischen Homöopathie. Er wurde 1755 in Meißen an der Elbe als Sohn eines Porzellanmalers geboren.

Chinarinde gegen Malaria

Trotz sehr begrenzter Mittel vollendete Samuel Hahnemann an mehreren europäischen Universitäten das Studium der Medizin. Seinen Beruf als Arzt übte er jedoch zunächst nicht aus, denn er kritisierte die damalige Medizin mit ihren für den Patienten teils belastenden und oft auch schädlichen Methoden aufs heftigste. Deshalb bestritt er seinen Lebensunterhalt als Übersetzer wissenschaftlicher Schriften. Dadurch gewann er zusätzliche Kenntnisse vor allem in der Chemie und Arzneimittellehre.

Im Jahre 1790 übersetzte er ein Buch des englischen Arztes Dr. Cullen ins Deutsche. Dabei stieß er auf seine wichtigste Entdeckung, die Homöopathie. Cullen behauptete nämlich, die Chinarinde wirke adstringierend (die Schleimhäute des Magens zusammenziehend) und sei ein geeignetes Heilmittel für Malaria, die wegen der ausgedehnten Sumpfgebiete damals noch in ganz Europa grassierte. Das erstaunte Hahnemann sehr, weil er als Arzt und Chemiker weitaus stärkere Adstringentien kannte, die sich aber keineswegs zur Behandlung der Malaria eigneten.

Um der Sache auf den Grund zu gehen, nahm Hahnemann die Chinarinde selbst ein. Er wollte ihre Wirkung am eigenen Leibe testen. Die Folge war, dass er sämtliche Krankheitserscheinungen bekam, die im Zusammenhang mit der Malaria bekannt waren. Stoppte er die Einnahme, so klangen die Symptome wieder ab, und sie kehrten wieder, wenn er eine erneute Dosis einnahm. Daraus zog er den Schluss, dass Arzneimittel, die Wechselfieber hervorrufen, auch in der Lage sein müssten, dieses im Erkrankungsfall zu heilen.

Die Arzneimittelprüfung: Nach seinem ersten Selbstversuch mit der Chinarinde prüfte Hahnemann eine Vielzahl von Naturstoffen auf ihre Wirkung, und zwar nicht nur an sich selbst, sondern auch an anderen freiwilligen Personen aus seinem Bekanntenkreis. Weil die Substanzen zum Teil recht giftig waren, verabreichte er sie stark verdünnt. Dabei fand er heraus, dass jeder dieser Stoffe ganz charakteristische, ihm allein eigene Symptome hervorzurufen vermochte. Alle diese Zeichen wurden genau festgehalten und dokumentiert. Als Hahnemann später die erforschten Mittel entsprechend bei Kranken einsetzte, stellte er fest, dass sie tatsächlich nur dann zu heilen vermochten, wenn der Patient exakt diese Symptome aufwies.

Hahnemann machte im Rahmen seiner Studien noch eine weitere wichtige Beobachtung: Seine Mittel wirkten um so kräftiger, je stärker sie verdünnt waren. Similia similibus curentur – Ähnliches möge durch Ähnliches geheilt werden. Diesen Satz prägte Samuel Hahnemann in seinem wichtigsten Werk »Organon« der Heilkunst: »Wähle, um sanft, schnell, gewiss und dauerhaft zu heilen in jedem Krankheitsfalle eine Arznei, welche ein ähnliches Leiden erregen kann als sie heilen soll«, heißt es darin. Nach diesem Prinzip hat die Homöopathie ihren Namen erhalten. Sie setzt sich aus dem griechischen Wort homoios (gleich, ähnlich) und pathos (was so viel wie Krankheit bedeutet) zusammen.

In der Folgezeit prüften Hahnemanns Schüler eine Vielzahl von Naturstoffen auf diese Weise. So konnte eine beträchtliche Anzahl von Pflanzen, tierischen Giften und Mineralien auf ihre Wirkung am Gesunden untersucht werden. Die Arzneimittelprüfung am Gesunden bildet damit die Grundlage des Arzneimittelschatzes und gilt auch heute noch als ein wichtiger Teil der homöopathischen Forschung.
Eine Arzneimittelprüfung hat fast jeder schon unbewusst am eigenen Leibe durchgeführt. Wenn Sie beispielsweise in eine Küchenzwiebel beißen, so beginnt die Nase zu brennen und sondert reichlich wässriges Sekret ab. Auch die Augen werden gereizt und tränen heftig. Diese Symptome entsprechen dem Arzneimittelbild von Allium cepa, der Küchenzwiebel. In homöopathischer Zubereitung findet sie Anwendung bei Schnupfen.

Das Arzneimittelbild – Grundlage der homöopathischen Behandlung

Hahnemann bezeichnete die Summe aller Symptome, die im Rahmen einer Arzneimittelprüfung am Gesunden zu beobachten waren, als das Arzneimittelbild der geprüften Substanz. Einige der Erscheinungen traten bei nahezu allen Personen auf, die den jeweiligen Stoff eingenommen hatten.
Einige wiederum waren zwar noch häufig, aber nicht bei allen getesteten Personen zu beobachten, andere wiederum traten nur ganz selten auf. Weil auch Gesunde unterschiedlich auf eine solche Substanz reagieren können, hierarchisierte Hahnemann die auftretenden Erscheinungen und bezeichnete sie als:

1. Symptome 1. Grades oder charakteristische Leit- bzw. Schlüsselsymptome, die bei allen Prüfpersonen auftraten.

2. Symptome 2. Grades, darunter verstand er die relativ häufig auftretenden Symptome.
3. Symptome 3. Grades, darunter fielen die nur sehr selten zu beobachtenden Erscheinungen.

Bevor Hahnemann einem Kranken eine homöopathische Arznei verabreichte, untersuchte und beobachtete er deshalb den Betroffenen sehr sorgfältig und befragte ihn genau nach seinen Beschwerden, nach seiner seelischen Verfassung und den Umständen, unter denen sich sein Leiden besserte oder verschlimmerte. Daraus ergab sich ein individuelles Krankheitsbild.

Das Arzneimittelbild: Zum Beispiel bei einer Vergiftung mit der Tollkirsche (Atropa belladonna) entwickelt sich ein Krankheitsbild, das einer hochfieberhaften Erkrankung sehr ähnlich ist. Der Betroffene bekommt ganz plötzlich hohes Fieber, einen trockenen Mund und eine heiße, trockene, hochrote Haut. Beine und Füße sind dagegen eiskalt. Er leidet an Lichtscheu und die Pupillen sind erweitert. Es kann außerdem zu Erregungszuständen und Sinnestäuschungen kommen. Bietet ein Kranker, der an einer fieberhaften Grippe leidet, genau dieses Bild, dann ist Belladonna in homöopathischer Zubereitung das richtige Mittel, um seine Krankheit zu heilen.

Daraufhin verabreichte er diejenige Substanz, deren Arzneimittelbild dem Krankheitsbild des Betroffenen am ähnlichsten war und die vor allem die entscheidenden Schlüsselsymptome oder Symptome 1. Grades bot. Dabei bestätigte sich: Je höher die Übereinstimmung zwischen Arzneimittelbild und Krankheitsbild waren, um so größer war der Behandlungserfolg. Das Arzneimittelbild stellt auch heute noch die Basis der homöopathischen Behandlung dar.

Die homöopathischen Potenzen

Homöopathische Arzneien werden aus Naturstoffen hergestellt. Die Ausgangsstoffe stammen aus pflanzlichen oder tierischen Materialien, es werden aber auch bestimmte Gesteine, Metalle oder Salze verwendet.

Die Essenz der Wirkstoffe

Die Ausgangsstoffe homöopathischer Arzneien können zum Teil sogar giftig sein, wie z. B. Aconitum (Blauer Sturmhut), Arsen oder die verschiedenen Schlangen- und Spinnengifte. Homöopathische Arzneien werden aber in sehr starken Verdünnungen verabreicht, die so weit gehen, dass sie kein einziges Molekül des ursprünglichen Wirkstoffs mehr enthalten, sondern nur noch dessen »Essenz« oder die »Erinnerung« an seine grundlegende Beschaffenheit. Eine Vorstellung, wie stark Homöopathika verdünnt sein können, zeigt Ihnen folgendes Beispiel:

Natrium chloratum (Kochsalz) ist ein häufig in der Homöopathie angewandter Arzneistoff. Um 1 Gramm davon in homöopathischer Aufbereitung zu verdünnen, wäre vergleichsweise erforderlich für:

D4 ein Eimer Wasser
D6 eine Tanklastzugfüllung
D8 der Inhalt eines mittelgroßen Teiches
D12 der Inhalt des Bodensees
C30 der Inhalt der Weltmeere

Warum diese nicht stofflichen Arzneien trotzdem eine Wirkung erzielen können, ist bis heute nicht sicher erklärbar. Man nimmt an, dass sie in einem erkrankten Organismus einen Impuls setzen, über den sie die

Selbstheilungskräfte anregen. Deshalb können Homöopathika auch nur an zwar erkrankten, aber noch regenerationsfähigen Geweben des Körpers ihre Wirkung entfalten. Wenn es bereits zur Organzerstörung gekommen ist, können auch homöopathische Mittel meist nichts mehr ausrichten.

➤ Schrittweise wird verdünnt

Die Potenzierung eines homöopathischen Arzneimittels ist ein schrittweiser Verdünnungsvorgang, bei dem die Ausgangssubstanz mit einem wirkungsfreien Lösungsmittel oder Trägerstoff (z. B. Alkohol oder Milchzucker) in einem bestimmten Verhältnis verschüttelt oder verrieben wird. Die Angaben der Verdünnungs- und Potenzierungsstufen einer Arznei erscheinen zwar auf den ersten Blick verwirrend, bei näherer Betrachtung sind sie jedoch recht einfach zu verstehen.

Die Potenzen: Die Potenz einer Arznei wird durch einen hinter den Namen des Mittels gesetzten Buchstaben D, C, M oder LM und eine nachfolgende Zahl ausgedrückt, beispielsweise Sulfur D4. Der Buchstabe kennzeichnet, in welchem Verhältnis der Ausgangsstoff zu Beginn der Potenzierung verdünnt war:

- D entstammt dem lateinischen Zeichen für 10 und besagt, dass der Ausgangsstoff 10fach verdünnt ist.
- C entstammt dem lateinischen Zeichen für 100 und zeigt, dass der Ausgangsstoff 100fach verdünnt ist.
- M steht für das lateinische Mille und bedeutet, dass von einer 1000fachen Verdünnung ausgegangen wird.
- LM steht für 50 000 und zeigt eine 50 000fache Verdünnung des Ausgangsstoffes an.

Die Ziffer hinter dem Buchstaben zeigt lediglich, wie oft die Ausgangssubstanz in diesem Verdünnungsverhältnis weiterverdünnt und verschüttelt wurde.

Beispiel: Nux vomica D12 bedeutet also, dass die Ausgangssubstanz Brechnuss 12-mal im Verhältnis 1:10 verdünnt und verschüttelt wurde.

So entstehen homöopathische Potenzen

Die Herstellung homöopathischer Potenzen erfolgt stufenweise und läuft folgendermaßen ab:

1. Als erstes entsteht eine Urtinktur. Bei löslichen Substanzen, beispielsweise pflanzlicher Natur kann das der frische Presssaft oder ein alkoholischer Auszug (Extrakt) sein. Nichtlösliche Stoffe, wie z. B. Metalle oder Calciumcarbonat werden fein zerrieben, in Alkohol gelöst und anschließend genauso wie ein Pflanzenextrakt weiterverarbeitet.
2. Um nun eine D-Potenz herzustellen, wird aus der Urtinktur eine 10fache Verdünnung hergestellt, indem man 1 Teil der Urtinktur mit 9 Teilen alkoholischer Lösung vermischt und anschließend kräftig verschüttelt. Dabei führt man per Hand mindestens 10 Schüttelschläge aus. Damit ist die Potenzstufe D1 (10fache Verdünnung) entstanden.
3. Um eine D2 zu erhalten, vermischt man aus dieser Lösung wiederum 1 Teil mit 9 Teilen Alkohol und verschüttelt die Mischung aufs Neue.

Dieser Vorgang kann beliebig oft wiederholt werden, bis die gewünschte Potenzstufe erreicht ist. Mit einer D2 ist also schon eine 10 mal 10 = 100fache Verdünnung, mit der D4 letztendlich eine 10x10x10x10 = 10 000fache Verdünnung erreicht.
C-, M- oder LM-Potenzen entstehen im Grunde auf die gleiche Weise. Nur werden die Urtinkturen nicht jeweils 10fach, sondern C = 100fach bzw. M= 1000fach oder LM = 50 000fach verdünnt.

Die Wahl der richtigen Potenz

Die verschiedenen Potenzen haben eine unterschiedliche Wirkung auf den Organismus. Erfahrene Homöopathen nutzen dieses Phänomen, um mit der Art und Höhe einer Potenz den Krankheitsverlauf ganz gezielt und individuell zu beeinflussen. Welche Potenz zu wählen ist, kann von Fall zu Fall verschieden sein. Tiefe Potenzen bis zur D12 haben eine so genannte organotrope Wirkung, das heißt sie wirken vor allem auf der organisch-körperlichen Ebene, während Hochpotenzen ab C30 nicht nur eine starke Wirkung auf körperlicher Ebene zeigen, sondern auch die seelisch-energetische Ebene regulieren. Darüber hinaus setzt bei Hochpotenzen die Wirkung wesentlich rascher und sicherer ein als unter der Behandlung mit tiefen Potenzierungen. In erster Linie ist aber immer die Wahl des richtigen Mittels für den Heilerfolg von Bedeutung, mit der Potenzierung kann der Heilungsprozess lediglich gesteuert werden.

Welche Potenz? Als Faustregel kann gelten, dass Tiefpotenzen bei akuten und leichteren Beschwerden meist ausreichen, während Hochpotenzen bei schweren, chronischen oder tiefer greifenden Erkrankungen erforderlich werden. Zur Selbstbehandlung haben sich erfahrungsgemäß die Potenzen D3 bis D12 bewährt.

Die homöopathische Selbstbehandlung

Die Homöopathie ist eine individuelle Therapie. Sie behandelt keine Krankheiten, sondern den kranken Menschen. Wichtigste Voraussetzung für den Erfolg ist die für den Betroffenen passende Arznei.

Das richtige Mittel finden

In der Homöopathie gibt es kein klassisches Schmerzmittel oder ein Mittel, das generell bei Erkältungskrankheiten angezeigt wäre. Umgekehrt kann ein Homöopathikum, das Ihnen schon einmal gegen Kopfschmerzen geholfen hat, möglicherweise auch Magenschmerzen oder eine Grippe heilen.

Dabei ist es wichtig, nicht nur die unmittelbaren Krankheitserscheinungen und Beschwerden zu beachten, sondern zu erkennen, welches Bild ein Kranker mit seiner Krankheit bietet. Deshalb sind bei einer homöopathischen Behandlung immer auch diejenigen Dinge von Bedeutung, die scheinbar nichts mit der Erkrankung zu tun haben, wie z. B. Besonderheiten der seelischen Verfassung oder Nahrungsvorlieben. Jeder hat schon einmal die Erfahrung gemacht, dass sich während einer akuten Erkrankung die gesamte Verfassung, auch die seelische, ändert. Sie kann sogar der sonstigen Persönlichkeitsstruktur vollkommen entgegengesetzt sein. So kann ein bei voller Gesundheit furchtloser »Draufgänger« bei Fieber oder Schmerzen plötzlich recht ängstlich und besorgt wirken. Oder Sie bekommen während einer Erkrankung plötzlich Appetit auf Milch und empfinden sie als wohltuend, obwohl Sie diese sonst nicht mögen und auch nicht besonders gut vertragen. Gerade diese Veränderungen und Besonder-

heiten sind für die Wahl des Heilmittels wichtig, denn sie erleichtern wie ein Wegweiser die Suche nach der richtigen Arznei.
Auch die möglichen Auslöser und die so genannten Modalitäten, das heißt die Umstände, unter denen sich die Beschwerden bessern oder verschlimmern, sollten Sie beachten. Wenn Sie all diese Einzelsymptome wie ein Puzzle richtig zusammensetzen, gelingt es, das Arzneimittelbild des entsprechenden Homöopathikums zu erkennen.

Die Modalitäten: Sie spielen bei der Mittelsuche eine sehr große Rolle. Manche Homöopathika haben nämlich recht ähnliche Arzneimittelbilder, unterscheiden sich aber gerade in ihren Modalitäten deutlich voneinander. Manch einer bekommt beispielsweise Kopfschmerzen durch kalten Wind, ein anderer durch Sonneneinstrahlung. Einige wiederum haben bei Kopfschmerz das Bedürfnis, den Kopf warm einzuhüllen, andere dagegen empfinden kalte Umschläge als wohltuend.

Wie Sie dieses Buch nutzen können

Dieses Buch soll Ihnen dabei helfen, leichtere gesundheitliche Probleme mit homöpathischen Arzneien zu behandeln. Um Beschwerden und Heilmittel rasch und sicher auffinden zu können, sind die einzelnen Kapitel nach dem Kopf-Fuß-Schema gegliedert. Jedes von ihnen hat einen Einführungsteil, in dem Einzelbeschwerden angegeben sind, die häufig im Alltag Probleme bereiten. Daran schließt sich die Anleitung zu ihrer Behandlung. Wenn Sie z. B. unter Magenschmerzen leiden, schlagen Sie im Kapitel Verdauungsstörungen »Magenschmerzen« nach.

- Als erstes sind unter dem Punkt »Sie leiden an« die Beschwerden angegeben, unter denen Sie möglicherweise gerade leiden.
- Danach folgen unter »Ihre Beschwerden sind begleitet von« einige Symptome, die für das jeweilige Arzneimittelbild des Homöopathikums charakteristisch sind. Sie sind genauso wichtig wie die Beschwerde selbst und dienen Ihnen als Indiz, um zum richtigen Mittel zu gelangen. Deshalb sollten sie weitgehend mit Ihrem Krankheitsbild übereinstimmen, wobei aber zu beachten ist, dass Sie nicht zwangsläufig alle angegebenen Symptome aufweisen müssen.
- Prüfen Sie im nächsten Punkt »Auslöser sind«, ob auch diese für Ihre aktuelle Erkrankung zutreffen.
- Es folgen die Modalitäten unter den Punkten »Ihre Beschwerden verschlimmern sich« bzw. »Ihre Beschwerden bessern sich«. Wenn Sie auch hier eine Übereinstimmung feststellen, können Sie die nachstehend angegebene homöopathische Arznei einnehmen, weil ihr Arzneimittelbild Ihrem Krankheitsbild entspricht.

➤ Ein Beispiel

Sie leiden an einer fieberhaften Erkältungskrankheit, die ganz plötzlich begonnen hat. Das Fieber steigt stürmisch an, Sie sind unruhig und ängstlich. Ihr Gesicht ist im Liegen hochrot, beim Aufstehen wird es blaß. Vermuteter Auslöser war kalter Wind. Sie haben das Bedürfnis nach frischer Luft und Ruhe. Im stickigen Zimmer können Sie es kaum aushalten.
Suchen Sie im Kapitel »Atemwege, Erkältungskrankheit und grippaler Infekt«, bis Sie die Symptome und Begleitsymptome finden, die den Ihren gleichen. Prüfen Sie bitte dann, ob auch die Auslöser und Modalitäten übereinstimmen:

SIE LEIDEN AN:

Grippalem Infekt mit hohem Fieber, das ganz plötzlich und stürmisch eingesetzt hat. Es hat mit heftigem Schüttelfrost begonnen, dem ein rascher Fieberanstieg gefolgt ist.

➤ Ihre Beschwerden sind begleitet von:

Unruhe und großer Ängstlichkeit. Ihre Beschwerden sind so heftig, dass Sie glauben, an der Erkrankung sterben zu müssen. Sie haben ein heißes Gesicht, das im Liegen hochrot ist und beim Aufsitzen im Bett oder beim Aufstehen auffallend blass wird. Sie haben Durst, wollen aber nur Wasser trinken, weil Sie alle anderen Getränke als bitter schmeckend empfinden.

➤ Auslöser sind:

Kaltes windiges Wetter oder Zugluft.

➤ Ihre Beschwerden verschlimmern sich:

Im warmen Raum, nachts, durch Liegen auf der schmerzhaften Seite sowie durch Tabakrauch, Musik und kalten Wind.

➤ Ihre Beschwerden bessern sich:

Durch frische Luft und Ruhe.

MITTEL ACONITUM

Empfohlene Potenzierung: D8–D12		
Dosierung:	D8	2–3 x täglich 5 Globuli
	D12	1 x täglich 5 Globuli
Bei sehr hohem Fieber: C30		
Dosierung:	C30	4–5 Globuli ein einziges Mal einnehmen

Was Sie beachten sollten

Dieses Vorgehen ist nur dann erfolgversprechend, wenn Ihre aktuellen Beschwerden möglichst genau mit dem Arzneimittelbild eines dieser Mittel übereinstimmen. Achten Sie deshalb bitte darauf, dass vor allem die unter den ersten beiden Punkten »Sie leiden an:« und »Ihre Beschwerden sind begleitet von« genannten Leitsymptome möglichst genau mit Ihren Beschwerden übereinstimmen. Nur dann ist gewährleistet, dass Ihnen das Mittel auch hilft.

Vor allem sollten Sie bedenken, dass es immer noch sehr viele andere – hier nicht aufgeführte – Homöopathika gibt, die für Ihre Beschwerden in Frage kommen könnten. Sie alle zu nennen, würde Bände füllen und den Rahmen dieses Ratgebers sprengen. Wer seine Kenntnisse vertiefen möchte, müsste deshalb auf die entsprechende Literatur zurückgreifen.

➤ Welche Potenzierung ist zu wählen?

Für die Selbstbehandlung mit homöopathischen Einzelmitteln haben sich vor allem die tieferen Potenzen D4 bis D12 bewährt. Bei jedem Homöopathikum ist die Potenzierung und die Häufigkeit der Einnahme angegeben, die in der Selbstbehandlung empfohlen werden kann. Ein Grundsatz der Homöopathie: Je höher die Potenz eines Arzneimittels ist, um so seltener sollte es eingenommen werden.

- Arzneien in der Potenz D4 bis D8 können stündlich bis 3-mal täglich eingenommen werden.
- Bereits bei einer D12 reicht eine einmalige Einnahme pro Tag aus.
- Eine C30 sollten Sie möglichst nicht öfter als einmal pro Woche nehmen.

Alle homöopathischen Arzneien können Sie in der gewünschten Potenzierung in der Apotheke beziehen.

➤ Wie lange müssen homöopathische Mittel eingenommen werden?

Viele glauben, dass Homöopathika bei akuten Erkrankungen langsam wirken. Jedoch ist genau das Gegenteil der Fall. Oft ist eine richtig gewählte homöopathische Arznei rascher als ein chemisches Schmerzmittel in der Lage, z. B. Magenschmerzen innerhalb kürzester Zeit – manchmal dauert es nur 10 bis 20 Minuten – zu lindern. Deshalb brauchen Sie bei akuten Beschwerden ein Mittel auch nicht besonders lange einzunehmen. Meist reicht eine Einnahmedauer von 1-4 Tagen aus. Sobald Sie spüren, dass sich Ihre Beschwerden bessern, können Sie die Einnahmehäufigkeit reduzieren; bei deutlicher Besserung oder Beschwerdefreiheit setzen Sie das Mittel ganz ab, weil dann der Heilungsprozess in Gang gekommen ist.

Einnahmedauer: Vergleichbar ist dies in etwa mit dem Anlasser eines Autos. Läuft der Motor, kann und soll man den Vorgang beenden. Nehmen Sie ein Mittel also nur so lange, bis Ihre Beschwerden abgeklungen sind. Dabei ist zu beachten, dass innerhalb einer begrenzten Zeitspanne – bei akuten Beschwerden ist dies höchstens 1 Tag – eine deutliche Besserung eintreten muss. Anderenfalls sprechen Ihre Beschwerden entweder nicht auf die Arznei an oder es liegt eine schwerere Erkrankung vor. In solchen Fällen müssen Sie dann Ihren Arzt zu Rate ziehen und von einer weiteren Selbstmedikation absehen.

Bei chronischen Erkrankungen müssen Homöopathika in aller Regel über einen längeren Zeitraum (einige Tage bis eine Woche) eingenommen werden, bis eine spürbare Besserung eintritt.

➤ Welche Reaktionen sind zu erwarten?

Wenn Sie das richtige Mittel gewählt haben, wird es Ihnen recht rasch besser gehen. Allerdings ist bei einer homöopathischen Behandlung zu beachten, dass es nach der Einnahme kurzfristig zur so genannten Erstverschlimmerung kommen kann. Sie ist eigentlich ein erwünschtes Phänomen, denn sie ist das Signal dafür, dass der Körper auf die homöopathische Arznei reagiert. Vermutlich ist die Erstverschlimmerung die Phase, in welcher der Körper alle seine Abwehrkräfte mobilisiert, um gegen die Krankheit anzukämpfen.

Erstverschlimmerung: Erschrecken Sie nicht, wenn bei einer Grippe das Fieber nach Einnahme des Mittels kurzfristig etwas ansteigt oder ein bestehender Kopfschmerz sich leicht verschlimmert. Die Erstverschlimmerung ist ungefährlich, sie darf aber nur sehr leicht ausgeprägt und nur von kurzer Dauer sein.

➤ Was passiert, wenn ein falsches Mittel eingenommen wurde?

In den für die Selbstbehandlung angegebenen Potenzen (siehe Seite 20) kann auch eine falsche Arznei nicht schaden. Sie wird aber auch nicht helfen. Wenn Ihre Beschwerden sich also innerhalb einer begrenzten Zeitspanne (siehe oben) nicht deutlich bessern sollten, haben Sie vermutlich ein falsches Mittel gewählt. Setzen Sie die Arznei dann einfach ab.

Vorausgesetzt Ihre Beschwerden haben sich in diesem Zeitraum nicht noch weiter verschlechtert, können Sie dann erneut auf die Suche nach dem richtigen homöopathischen Mittel gehen. Andernfalls ziehen Sie bitte Ihren Arzt zu Rate.

Was sonst noch zu beachten ist

- Wenn Sie sich bereits in homöopathischer Behandlung befinden, dann sprechen Sie bitte immer – ggf. auch telefonisch – die geplante Selbstbehandlung mit Ihrem Therapeuten ab. Einige homöopathische Mittel passen nämlich nicht zueinander und können sich in Ihrer Wirkung stören, wenn sie gemeinsam eingenommen werden.
- Trinken Sie während der homöopathischen Behandlung möglichst keinen Kaffee, er hebt die Wirkung zahlreicher homöopathischer Arzneien auf.
- Meiden Sie auch andere Substanzen, welche die homöopathische Behandlung stören könnten, wie z. B. ätherische Öle und Kampfer.
- Lagern Sie homöopathische Arzneien vor allem nicht in der Nähe solcher störender Substanzen (Achtung: Zahlreiche Salben enthalten ätherische Öle oder Kampfer).

Die Grenzen der Selbstbehandlung erkennen

Die Selbstbehandlung hat ihre Grenzen. Aus ärztlicher Sicht können Sie nur die Erkrankungen selbst behandeln, deren Ursache bekannt ist oder mit denen Sie bereits Erfahrung haben und die keine Bedrohung für Leib und Leben darstellen.

Wegen Kopfschmerzen oder einer Erkältung beispielsweise ist es meistens nicht unbedingt notwendig, gleich den Arzt aufzusuchen.

Hinter nahezu jeder Beschwerde kann aber auch eine ernste Erkrankung stecken. So kann etwa ein Husten auch Ausdruck einer schweren Bronchitis oder sogar eines Lungenkrebses sein. Deswegen sind in jedem Kapitel unter »Vorsicht« Hinweise zusammengestellt, die erläutern, unter welchen Umständen Gefahren drohen und wann Sie Ihren Arzt aufsuchen müssen.

Kopfschmerzen und Migräne

Kopfschmerzen, Migräne und Schwindel sind sehr häufig vorkommende Beschwerden, denn sie begleiten eine Vielzahl von Erkrankungen.
Es gibt kaum eine Krankheit oder Beschwerde, die nicht auch das Symptom Kopfschmerz aufweisen kann.

Viele Ursachen sind möglich

So können beispielsweise chronische Entzündungen der Nasennebenhöhlen, Erkrankungen des Herz-Kreislauf-Systems, der Niere oder Blutbildungsstörungen mit Kopfschmerzen oder Schwindel verbunden sein.
Daher ist es hier besonders wichtig, vor einer homöopathischen Selbstbehandlung immer die Ursache der Beschwerden ärztlich abklären zu lassen.
In den meisten Fällen haben Kopfschmerzen aber eine banale Ursache und können selbst behandelt werden. Bei Wetterumschwung beispielsweise klagen viele Menschen über Migräne, Kopfschmerz und Schwindel. Allein während einer Erkältung oder eines fieberhaften Infektes kann der Kopf schmerzen, als würde er zerspringen. Fast jeder kennt den »Kater«-Kopfschmerz nach einer längeren Feier, bei der dem Alkohol reichlich zugesprochen wurde. Dröhnende Kopfschmerzen am nächsten Morgen sind dann oft die Folge.

➤ Oft chronisch – Spannungskopfschmerz

Kopfschmerzen die akut, vor allem aber chronisch auftreten oder häufig wiederkehren, können auch Zeichen von Stress sein oder durch Muskelverspannungen im Hals- und Nackenbereich hervorgerufen werden. Dies ist oft Folge einer einseitigen Körperhaltung, die bei

vielen Menschen berufsbedingt ist (z. B. durch die Arbeit am Computer). Die Muskelverkrampfungen pressen die zum Kopf führenden Blutgefäße zusammen und vermindern so die Durchblutung des Gehirns. Dadurch entsteht der so genannte Spannungskopfschmerz, der oft empfunden wird, als sei der Kopf in einen Schraubstock gepresst. Hinzu kommt bei dieser Tätigkeit häufig noch eine Überanstrengung der Augen oder Sauerstoffmangel in schlecht gelüfteten Räumen, welche die Entstehung von Kopfschmerzen gleichfalls begünstigen.
Auch Entzündungen des Zahnbereiches oder sogar Fehlstellungen des Gebisses können mitunter Kopfschmerzen hervorrufen. Meistens sind sie dann mit neuralgischen Schmerzen im Gesichtsbereich verbunden. In solchen Fällen ist eine zahnärztliche Behandlung erforderlich.

Die Ausprägung von Kopfschmerzen kann sehr unterschiedlich sein. Sie können als dumpf, drückend, bohrend oder berstend empfunden werden. Oft treten sie halbseitig auf, manchmal beginnen sie im Nacken, um sich allmählich über den gesamten Kopf oder bis zu den Augen zu erstrecken.

Sonderfall Migräne

Migräne ist eine Sonderform des Kopfschmerzes und zeichnet sich durch ihren anfallsartigen Charakter aus. Oft sind die Schmerzattacken von Sehstörungen, Lichtempfindlichkeit, Schwindel und Übelkeit bis hin zum Erbrechen begleitet. Man nimmt an, dass Migräneattacken durch eine Verkrampfung der Blutgefäße im Gehirn entstehen, die sich anschließend sofort wieder erweitern. Ärger, Stress oder Witterungseinflüsse eben-

so wie Nahrungsmittelunverträglichkeiten verstärken vermutlich diese Reaktion.
Frauen, die im übrigen häufiger betroffen sind als Männer, klagen oft im Zusammenhang mit der monatlichen Regelblutung oder in den Wechseljahren über Migräne. Deshalb werden auch hormonelle Einflüsse als Auslöser vermutet.

➤ Aus dem Gleichgewicht

Schwindel begleitet vielfach Kopfschmerzen und Migräne. Er kann jedoch auch als einzelnes Symptom vorkommen. Manche Menschen leiden beispielweise unter Schwindelgefühl, wenn sie aus liegender oder sitzender Körperposition aufstehen. Dann ist der Schwindel Ausdruck eines niedrigen Blutdrucks, bedingt durch eine zu langsame Anpassung des Herz-Kreislauf-Systems an die veränderte Körperhaltung.
Aber auch ein zu hoher Blutdruck kann zu Blutandrang im Gehirn führen und Schwindel verursachen. Schwindel kann auch als Reise- oder Seekrankheit beim Autofahren, im Flugzeug oder auf einem Schiff auftreten. Er ist in aller Regel verbunden mit Übelkeit und Erbrechen. Ursache des Schwindels ist eine Irritation des im Bereich des Innenohrs liegenden Gleichgewichtorgans.

Sonderform Menière Krankheit

Eine Sonderform des Innenohrschwindels ist die Menière-Krankheit, bei der es zu heftigen Anfällen von Drehschwindel kommt. Sie verursacht – ähnlich wie die Seekrankheit – gleichzeitig oft sehr heftige Übelkeit und Erbrechen. Wenn Sie an einer Menièreschen Erkrankung leiden, sollten Sie die homöopathische Selbstbehandlung immer nur in Absprache mit ihrem Arzt und nach Abklärung der Ursache durchführen.

➤ Viele Faktoren zählen

Auf den folgenden Seiten finden Sie einige homöopathische Mittel, die häufig bei Kopfschmerzen, Migräne und Schwindel angezeigt sind. Bei der Suche ist jedoch nicht nur die Einzelbeschwerde, z. B. Kopfschmerz, wichtig, sondern es spielt auch eine entscheidende Rolle, wie er empfunden wird, z. B. als berstend oder drückend. Ebenso sind die in Frage kommenden Auslöser, die Begleitsymptome, die allgemeine körperliche und psychische Verfassung sowie die Umstände, unter denen sich Beschwerden bessern oder verschlimmern, wichtige Wegweiser für die Wahl des passenden Mittels (Näheres zur Mittelsuche steht auf Seite 16–19).

Vorsicht: Kopfschmerzen, Migräneanfälle und Schwindel können auch von schweren Erkrankungen des Gehirns oder der Kopforgane hervorgerufen werden, beispielsweise durch erhöhten Augendruck (grüner Star) oder eine schwere Erkrankung des Innenohrs, im schlimmsten Fall durch einen Gehirntumor. Auch andere ernste Allgemeinerkrankungen können die Ursache sein. Wenn ihre Beschwerden anhalten oder hartnäckig immer wiederkehren, sprechen Sie bitte besser mit Ihrem Arzt darüber, damit er die notwendigen Untersuchungen durchführen kann, um eine schwere Grunderkrankung als Ursache auszuschließen.

Die homöopathische Behandlung können Sie durch allgemeine Maßnahmen unterstützen, indem Sie z. B. Nackenverspannungen durch Massagen oder Lockerungsübungen lösen. Achten Sie vor allem auch auf eine geregelte Lebensweise mit viel Bewegung an der frischen Luft und verzichten Sie weitgehend auf Genussmittel wie Alkohol, Nikotin und allzu viel Kaffee.

Kopfschmerzen

SIE LEIDEN AN:

Kopfschmerzen, möglicherweise auch Katerkopfschmerzen, die morgens besonders schlimm sind und mit einem Spannungsgefühl des Kopfes oder mit Übelkeit und Erbrechen verbunden sind.

Ihre Beschwerden sind begleitet von:

Gereizter Stimmung, Sie wollen Ihre Ruhe haben, sind übellaunig und überaus empfindlich gegen Geräusche, denn sie verstärken ihre Beschwerden. Sogar der Laut von Schritten und Stimmen geht Ihnen auf die Nerven.

Auslöser sind:

Stress, Ärger, Überarbeitung, Schlafmangel, übermäßiger Konsum von Genussmitteln wie Kaffee, vor allem aber Alkohol und Nikotin.

Ihre Beschwerden verschlimmern sich:

Morgens, durch Kälte, Geräusche, Hektik und Ärger.

Ihre Beschwerden bessern sich:

Durch Wärme, Ruhe, kurzen Schlaf, abends.

MITTEL **NUX VOMICA**

Empfohlene Potenzierung: D4–D12

Dosierung:	D4–D8	3–5 x täglich 5 Globuli
	D12	1 x täglich 5 Globuli

SIE LEIDEN AN:

Pochenden, berstenden oder hämmernden Kopfschmerzen, die auf der rechten Kopfhälfte besonders stark ausgeprägt sind und ganz plötzlich, möglicherweise nach Überhitzung oder einem ausgiebigen Sonnenbad eingesetzt haben.

➤ Ihre Beschwerden sind begleitet von:

Einem hochroten Gesicht und heißer, brennender Haut. Sie sind überaus empfindlich gegen Berührung, Ihre Augen beginnen im hellen Licht sofort zu schmerzen oder zu tränen, vielleicht erscheinen Ihre Pupillen größer als sonst.

➤ Auslöser sind:

Überhitzung, ein Sonnenstich, aber auch eine Verkühlung oder Nasswerden des Kopfes, beispielsweise nach dem Haarewaschen.

➤ Ihre Beschwerden verschlimmern sich:

Nachts, durch Berührung, die geringste Erschütterung sowie durch Bewegung, Geräusche und helles Licht.

➤ Ihre Beschwerden bessern sich:

Durch halbaufrechtes Sitzen im Bett, frische Luft und Wärme.

MITTEL **BELLADONNA**

Empfohlene Potenzierung: D4–D12

Dosierung:	D4–D6	3–5 x täglich 5 Globuli
	D12	1 x täglich 5 Globuli

SIE LEIDEN AN:

Heftigen, berstenden Kopfschmerzen, die sich anfühlen, als würde ein Nagel durch Schläfen und Nasenwurzel getrieben oder als würde ein Ring den Kopf zusammenpressen. Der Schmerz hat allmählich begonnen.

Ihre Beschwerden sind begleitet von:

Melancholischer Stimmung und starken Gefühlsschwankungen, weil Sie vielleicht gerade Kummer haben oder ein trauriges Erlebnis verarbeiten müssen. Sie möchten aber nicht darüber reden und lehnen es ab, getröstet zu werden. Ihnen ist gleichzeitig schwindlig, und die Augen flimmern.

Auslöser sind:

Seelischer Kummer (auch Liebeskummer) oder ein sonstiges trauriges Ereignis.

Ihre Beschwerden verschlimmern sich:

Wenn Sie sich nach vorne beugen oder bücken, durch Lesen oder Schreiben, Kaffeetrinken, Rauchen sowie durch Geräusche, starke Gerüche, Licht und Augenbewegungen.

Ihre Beschwerden bessern sich:

Durch Lagewechsel und Liegen auf der schmerzenden Seite, durch Druck sowie nach dem Essen.

MITTEL IGNATIA

Empfohlene Potenzierung: D4–D12

Dosierung:	D4–D8	3 x täglich 5 Globuli
	D12	1 x täglich 5 Globuli

SIE LEIDEN AN:

Kopfschmerzen, die plötzlich im Hinterkopf beginnen, sich langsam über den ganzen Kopf ausbreiten und schließlich als dumpfer Schmerz über den Augen festsetzen.

➤ Ihre Beschwerden sind begleitet von:

Niedergeschlagenheit, Nackensteifigkeit, Zerschlagenheitsgefühl der Glieder, Schwindelgefühl und Sehstörungen (Sie sehen alles wie durch einen Schleier). Sie fühlen sich schläfrig, müde und können die Augen kaum offen halten.

➤ Auslöser sind:

Sommerliche Hitze, ein grippaler Infekt, Angst und Sorgen, Überforderung oder Prüfungsangst.

➤ Ihre Beschwerden verschlimmern sich:

Durch Sonne, Wärme und Rauchen sowie vor einem Gewitter.

➤ Ihre Beschwerden bessern sich:

Abends, durch frische Luft und nach dem Wasserlassen, ferner durch Bücken und Bewegung.

MITTEL GELSEMIUM

Empfohlene Potenzierung: D4–D12

Dosierung:	D4–D8	3–5 x täglich 5 Globuli
	D12	1 x täglich 5 Globuli

SIE LEIDEN AN:

Heftigen Kopfschmerzen, die ganz plötzlich eingesetzt haben – wie der Blitz aus heiterem Himmel. Sie fühlen sich an, als hätten Sie ein Band um den Kopf oder als würde das Gehirn die Schädeldecke sprengen.

➤ Ihre Beschwerden sind begleitet von:

Äußerster Empfindlichkeit gegen Licht, Geräusche und alle Sinneseindrücke. Ihnen ist übel und schwindlig, besonders beim Aufrichten aus dem Liegen. Sie sind sehr ängstlich und befürchten, sterben zu müssen.

➤ Auslöser sind:

Kalter, schneidender Wind, möglicherweise auch Schreck oder ein Schockerlebnis.

➤ Ihre Beschwerden verschlimmern sich:

Durch Bewegung, beim Bücken, Aufrichten im Bett und durch kalten Wind.

➤ Ihre Beschwerden bessern sich:

An der frischen Luft.

MITTEL **ACONITUM**

Empfohlene Potenzierung: D8–D12

Dosierung:	D8	3 x täglich 5 Globuli
	D12	1 x täglich 5 Globuli

Migräne

SIE LEIDEN AN:

Periodisch auftretender Migräne, mit hämmernden, pochenden oder auch pulsierenden Kopfschmerzen, die fast wahnsinnig machen. Anfangs verspürten Sie vielleicht ein Taubheitsgefühl an Lippen und Zunge.

➤ Ihre Beschwerden sind begleitet von:

Sehstörungen mit Flimmern vor den Augen und Lichtscheu, Gliederzittern, Durst, Übelkeit, Erbrechen und Schwindel, der vormittags besonders schlimm ist und Sie beim Aufstehen taumeln lässt. Ihre Kopfschmerzen werden mittags schier unerträglich.

➤ Auslöser sind:

Kummer, Überforderung, eine Kränkung, aber auch Sonneneinstrahlung, Überanstrengung der Augen oder eine Kopfverletzung sowie hormonelle Einflüsse.

➤ Ihre Beschwerden verschlimmern sich:

Morgens und mittags, durch Sonneneinstrahlung und helles Licht, durch Trost sowie durch körperliche Anstrengung, Wärme und Geräusche.

➤ Ihre Beschwerden bessern sich:

Durch Liegen, frische Luft und kalte Umschläge.

MITTEL NATRIUM CHLORATUM

Empfohlene Potenzierung: D6–D12

Dosierung:	D6–D8	3–4 x täglich 5 Globuli
	D12	1 x täglich 5 Globuli

SIE LEIDEN AN:

Migräne, mit drückenden Schmerzen, die im Nacken oder Hinterkopf beginnen, aufwärts ausstrahlen und sich schließlich über einem der Augen festsetzen, meistens auf der rechten Seite. Sie haben dabei das Verlangen, den Kopf warm einzuhüllen.

➤ Ihre Beschwerden sind begleitet von:

Schwindel, der im Hinterkopf oder vom Rücken aufsteigend empfunden wird, möglicherweise auch von Kopfschweiß, meist auf der rechten Seite. Sie verspüren einen Blutandrang zum Gehirn und sind überaus empfindlich gegen Kälte und Zugluft.

➤ Auslöser sind:

Überforderung und Stress, eine chronische Entzündung der Nasennebenhöhlen, weil Sie zu lange nichts gegessen oder zu viel geistige Arbeit geleistet haben.

➤ Ihre Beschwerden verschlimmern sich:

Nachts, durch Kälte, Zugluft, Bücken, Bewegung, Sprechen und geistige Anstrengung.

➤ Ihre Beschwerden bessern sich:

Durch warmes Einhüllen des Kopfes.

MITTEL SILICEA

Empfohlene Potenzierung: D4–D12

Dosierung:	D4–D8	3–5 x täglich 5 Globuli
	D12	1 x täglich 5 Globuli

SIE LEIDEN AN:

Häufiger Migräne, mit dem Gefühl, als ob das Blut in Herz und Gehirn hochsteigt und dort pulsierenden Schmerz hervorruft. Der Kopf fühlt sich schwer an, als hätte das Gehirn nicht genug Platz. Im Kopfbereich wird jede Wärme als unangenehm empfunden.

➤ Ihre Beschwerden sind begleitet von:

Übelkeit, Erbrechen, Benommenheit und Sehstörungen; beim Lesen erscheinen die Buchstaben kleiner, Funken sprühen vor den Augen oder die Gegenstände werden halb hell und halb dunkel gesehen. Sie fühlen sich matt und arbeitsunlustig, sind reizbar. Beim Aufrichten wird Ihnen schwindlig

➤ Auslöser sind:

Hitze oder ein Sonnenstich, Arbeit in künstlichem Licht, die Monatsblutung oder die Wechseljahre.

➤ Ihre Beschwerden verschlimmern sich:

Durch Sonne, von Sonnenaufgang bis -untergang, beim Blick ins Feuer, beim Bücken und Hinlegen.

➤ Ihre Beschwerden bessern sich:

Wenn Sie ruhig sitzen oder die Hände fest gegen den Kopf drücken sowie wenn Sie erbrochen haben.

MITTEL GLONOINUM

Empfohlene Potenzierung: D4–D12

Dosierung:	D4–D8	3–5 x täglich 5 Globuli
	D12	1 x täglich 5 Globuli

SIE LEIDEN AN:

Migräne, mit Schmerzen, die im Hinterkopf beginnen und langsam zur Stirn wandern, um sich schließich über dem rechten Auge festzusetzen.

➤ Ihre Beschwerden sind begleitet von:

Einem Blutandrang zum Gesicht, das deshalb stark gerötet und heiß ist. Auch Hände und Füße fühlen sich heiß an und brennen. Sie verspüren außerdem Übelkeit oder müssen erbrechen und sind aufgrund Ihrer Beschwerden so reizbar, dass Sie sogar einen heftigen Zornesausbruch bekommen können.

➤ Auslöser sind:

Ein hoher Blutdruck, bei Frauen hormonelle Schwankungen und Hitzewallungen während der Wechseljahre.

➤ Ihre Beschwerden verschlimmern sich:

Nachts, durch Berührung, die geringste Erschütterung sowie durch Bewegung, Geräusche und helles Licht.

➤ Ihre Beschwerden bessern sich:

Beim Gehen im Freien, durch Ruhe und Dunkelheit, nach dem Erbrechen.

MITTEL SANGUINARIA

Empfohlene Potenzierung: D4–D12

Dosierung:	D4–D8	3–5 x täglich 5 Globuli
	D12	1 x täglich 5 Globuli

Schwindel

SIE LEIDEN AN:

Drehschwindel, der besonders beim Aufstehen aus sitzender Körperhaltung oder aus dem Liegen auftritt. Beim Bücken haben Sie das Gefühl, das Gehirn habe sich im Kopf gelockert.

➤ Ihre Beschwerden sind begleitet von:

Benommenheit mit Blutandrang zum Kopf und Hitzegefühl des Gesichtes. Sie haben das Empfinden, als wären Sie betrunken, würden gleich ohnmächtig werden und neigen dazu nach hinten zu taumeln. Ihre Stimmung ist reizbar, Sie denken dauernd über berufliche Dinge nach und vermeiden möglichst jede Bewegung.

➤ Auslöser sind:

Beruflicher Ärger, finanzielle Sorgen, übermäßiger Alkoholgenuss oder Überessen.

➤ Ihre Beschwerden verschlimmern sich:

Durch die geringste Bewegung und durch Wärme.

➤ Ihre Beschwerden bessern sich:

Im kühlen Raum, durch Liegen und ruhiges Sitzen.

MITTEL **BRYONIA**

Empfohlene Potenzierung: D4–D12

Dosierung:	D4–D8	3–5 x täglich 5 Globuli
	D12	1 x täglich 5 Globuli

SIE LEIDEN AN:

Schwindel, verbunden mit Übelkeit und Erbrechen, der auf Reisen beispielsweise während des Autofahrens, im Flugzeug, in der Eisenbahn oder auf einer Seereise auftritt.

➤ Ihre Beschwerden sind begleitet von:

Benommenheit, so als wären Sie betrunken, einem hohlen, wie benebelten Gefühl im Kopf. Sie fühlen sich körperlich schwach, taumeln und neigen dazu hinzufallen. Ihre Stimmunglage ist gereizt, möglicherweise leiden Sie gleichzeitig unter Ohrgeräuschen.

➤ Auslöser sind:

Eine Seekrankheit, eine Störung im Bereich des Gleichgewichtsorgans (auch Menièresche Erkrankung), auch Zorn, Überarbeitung und Schlafmangel kommen als auslösende Ursachen infrage.

➤ Ihre Beschwerden verschlimmern sich:

Durch die geringste Erschütterung und die geringste Bewegung, durch Berührung sowie abends und nachts.

➤ Ihre Beschwerden bessern sich:

Gelegentlich durch ruhiges Sitzen.

MITTEL COCCULUS

Empfohlene Potenzierung: D4–D12

Dosierung:	D4–D8	3–5 x täglich 5 Globuli
	D12	1 x täglich 5 Globuli

SIE LEIDEN AN:

Schwindel, der sich durch einen plötzlichen und anfallsartigen Charakter auszeichnet.

➤ Ihre Beschwerden sind begleitet von:

Schrecklicher Übelkeit und extremer Schwäche. Sie fühlen sich elend, sind unruhig, zittern am ganzen Körper, und eiskalter Schweiß bricht aus. Trotzdem wollen Sie sich keinesfalls warm zudecken, sondern verlangen nach kühler frischer Luft.

➤ Auslöser sind:

Schlafmangel, Überanstrengung, eine Kreislaufschwäche oder eine Reisekrankheit.

➤ Ihre Beschwerden verschlimmern sich:

Durch die geringste Bewegung, abends und beim Öffnen der Augen.

➤ Ihre Beschwerden bessern sich:

Durch kühle frische Luft.

MITTEL TABACUM

Empfohlene Potenzierung: D4–D12

Dosierung:	D4–D8	3–5 x täglich 5 Globuli
	D12	1 x täglich 5 Globuli

Augenprobleme

Die Augen sind wichtige Sinnesorgane, mit denen wir unsere Umwelt wahrnehmen. Der Augapfel wird vorne durch die transparente Hornhaut gegen die Außenwelt abgegrenzt. Die hochempfindlichen inneren Anteile des Auges liegen geschützt in den Augenhöhlen und sind gegenüber Umwelteinflüssen abgeschirmt.

Offen für die Umwelt

Die äußeren Anteile des Auges, nämlich die Hornhaut, die Bindehäute und die Augenlider, sind hingegen vielfältigen Umweltreizen wie Pollen, Staub oder auch Verletzungen ausgesetzt und sind deshalb besonders anfällig gegenüber diesen Einflüssen. Einen Schutz stellt die Tränenflüssigkeit dar, die keimtötende Stoffe enthält. Sie spült und reinigt das Auge. Deshalb beginnt es sofort zu tränen, sobald ein Fremdkörper, Staub oder andere Schadstoffe hineingelangen.

➤ Meist geht es nicht ohne Arzt

Die meisten Augenprobleme bedürfen der Behandlung durch den Augenarzt. Einige leichtere Beschwerden können Sie jedoch selbst behandeln, allerdings nur, wenn die Ursache bekannt ist. Zu den häufigsten dieser Probleme zählen Entzündungen im Bereich der Bindehäute oder des Augenlides, Gerstenkörner und schmerzhafte Augenreizungen.

➤ Bindehautentzündung – ein häufiges Übel

Bindehautentzündung ist vielfach eine Begleiterscheinung von Heuschnupfen, der durch eine Überempfindlichkeit gegen Pollen hervorgerufen wird. Aber auch Hausstaub und andere Umweltschadstoffe ebenso wie Zugluft oder Kälte können die empfindlichen Schleim-

häute des Auges so stark reizen, dass sie sich entzünden. Auch Bakterien können zu einer Bindehautentzündung führen. Dazu kommt es besonders leicht, wenn die Augen durch Stress und Schlafmangel übermüdet sind und so stark jucken, dass man heftig reiben möchte, oder wenn der Tränenkanal verstopft ist. Oft sind die Augen dann morgens verklebt und empfindlich gegen Licht.
Meistens besteht bei einer Bindehautentzündung ein gesteigerter Tränenfluss oder auch Lichtscheu.

Blepharitis – meist sind Bakterien die Ursache

Lidrandentzündung, die in der medizinischen Fachsprache auch Blepharitis genannt wird, ist fast immer auf eine bakterielle Infektion zurückzuführen. Sie entsteht meistens, wenn Bakterien in die empfindlichen Schleimhäute der Lidränder hineingerieben wurden.

Lästig – Gerstenkörner

Gerstenkörner sind kleine, kugelige, mit Eiter gefüllte Schwellungen an den Lidrändern. Sie entstehen, wenn sich eine Talgdrüse am Wimperngrund entzündet hat. In aller Regel tritt das Gerstenkorn einzeln auf, bei anfälligen Menschen oder wenn der Eiter auf andere Talgdrüsen übertragen wird, können jedoch auch mehrere Gerstenkörner entstehen.

Wenn die Augen überanstrengt sind

Augenschmerzen werden in vielen Fällen durch Überanstrengung beispielsweise durch Arbeiten oder Lesen bei schlechtem Licht sowie durch Schlafmangel hervorgerufen. Die Augen drücken, brennen und jucken, oft besteht auch das Empfinden, als wäre ein Fremdkörper darin. Nicht selten führt Überanstrengung der Augen auch zu Kopfschmerz und Migräne.

➤ Leitsymptome müssen stimmen

Eine Anleitung zur homöopathischen Behandlung der genannten Beschwerden, finden Sie auf den folgenden Seiten. Dabei ist nicht nur das Augenproblem selbst von Bedeutung, beispielsweise Bindehautentzündung, sondern auch die Beschwerden, die Ihre Probleme begleiten. Bitte achten Sie darauf, dass bei der Wahl die charakteristischen Leitsymptome mit Ihren Beschwerden übereinstimmen. Nur so ist gewährleistet, dass Ihnen das Homöopathikum auch hilft. Näheres dazu finden Sie auf Seite 17ff.

Vorsicht: Wenn Schmerzen der Augen oder entzündliche Veränderungen länger als einen Tag bestehen oder ihre Ursache unklar ist, sollten Sie lieber den Augenarzt zu Rate ziehen. Eine Augenreizung oder -Verletzung, die durch einen Fremdkörper wie z. B. Glas-, Holz- oder Metallsplitter verursacht ist, gehört grundsätzlich in die Hände des Facharztes.
Bei allen Sehstörungen, z. B. Abdunkelung eines Gesichtsfeldausschnittes, Doppelbilder, Sehen heller Blitze oder von Regenbogenfarben sowie bei einer auffallenden plötzlichen Verschlechterung der Sehkraft müssen Sie umgehend den Augenarzt aufsuchen. Dahinter kann eine schwere Erkrankung des Auges stecken, beispielweise eine Netzhautablösung. Solche schwerwiegenden Erkrankungen müssen sofort behandelt werden, sonst droht der Verlust des Augenlichtes.

Bindehautentzündung

SIE LEIDEN AN:

Bindehautentzündung, mit geröteten Augen, die sehr stark tränen. Die Tränen sind scharf und beißend, sodass sie die Augen noch mehr reizen.

➤ Ihre Beschwerden sind begleitet von:

Geschwollenen, brennenden Augenlidern. Die Augen fühlen sich an, als wäre Sand, Staub oder ein Fremdkörper darin, und zwingen dazu, ständig zu blinzeln. Nicht nur die Augen tränen, sondern auch die Nase läuft.

➤ Auslöser sind:

Eine Allergie, möglicherweise auch ein Heuschnupfen oder eine Infektion.

➤ Ihre Beschwerden verschlimmern sich:

Abends, zu Hause, vor allem in warmen Räumen, durch Sonne, Licht und kalten Wind.

➤ Ihre Beschwerden bessern sich:

Im Dunkeln und in kühler frischer Luft, wenn Sie die Augen schließen sowie durch Kaffeegenuss.

MITTEL **EUPHRASIA**

Empfohlene Potenzierung: D4

Dosierung: alle 2–4 Stunden 4 Globuli

Tipp: Zusätzlich 4–5 x täglich Euphrasia-Augentropfen in den Bindehautsack träufeln. Diese Zubereitung gibt es in der Apotheke zu kaufen.

SIE LEIDEN AN:

Plötzlich auftretender Bindehautentzündung, verbunden mit brennenden oder pochenden Schmerzen oder starkem Jucken. Ihre Bindehäute sind hochrot und fühlen sich heiß und trocken an.

Ihre Beschwerden sind begleitet von:

Einem roten Gesicht, Kopfschmerz und trübem Sehen. Ihre Augen beginnen im hellen Licht sofort zu schmerzen oder stark zu tränen. Sie müssen sie deshalb zusammenkneifen.

Auslöser sind:

Überhitzung, zu lange oder zu intensive Sonneneinstrahlung, aber auch eine Verkühlung, Zugluft oder Nasswerden des Kopfes.

Ihre Beschwerden verschlimmern sich:

Nachmittags gegen 15 Uhr, durch Berührung, im Liegen, durch die geringste Erschütterung sowie durch Bewegung, Geräusche und helles Licht.

Ihre Beschwerden bessern sich:

Durch lauwarme Auflagen und aufrechtes Sitzen.

MITTEL BELLADONNA

Empfohlene Potenzierung: D4–D12

Dosierung:	D4–D6	3–5 x täglich 5 Globuli
	D12	1 x täglich 5 Globuli

Tipp: Zusätzlich 4–5 x täglich Euphrasia-Augentropfen in den Bindehautsack träufeln (siehe Seite 43).

Gerstenkorn/Lidrandentzündung

SIE LEIDEN AN:

Lidrandentzündung oder Gerstenkörnern, die als kleine Schwellung beginnen und dann zur Eiterung neigen. Die Gerstenkörner haben die Neigung, häufig wiederzukehren, und hinterlassen nach Abheilung kleine Verhärtungen oder Vernarbungen auf den Lidern.

Ihre Beschwerden sind begleitet von:

Schwellung, Rötung und Trockenheit der Augen, sie schmerzen, drücken oder jucken, sodass Sie sie reiben müssen. Morgens sind die Augen verklebt. Sie sind gleichzeitig sehr empfindsam oder haben sich möglicherweise über jemanden geärgert.

Auslöser sind:

Eine Infektion, Zorn (vor allem, wenn Sie dem Ärger nicht Luft machten), eine Kränkung oder Beleidigung.

Ihre Beschwerden verschlimmern sich:

Im hellen Licht, von abends bis morgens, beim Augenschließen, aber auch bei Anstrengung der Augen.

Ihre Beschwerden bessern sich:

Durch kaltes Auflagen und durch Ruhe.

MITTEL **STAPHYSAGRIA**

Empfohlene Potenzierung: D4–D12

Dosierung:	akut: D4–D8 3–4 x täglich 5 Globuli
	bei wiederkehrenden Gerstenkörnern:
	D12 1 x täglich 5 Globuli

SIE LEIDEN AN:

Lidrandentzündung oder Gerstenkörnern, die sich bevorzugt auf den Oberlidern bilden.

Ihre Beschwerden sind begleitet von:

Geschwollenen und juckenden Augenlidern, die Augen tränen, sondern ein schleimiges Sekret ab und sind vor allem morgens verklebt. Sie befinden sich in einer niedergeschlagenen, traurigen Stimmungslage, neigen zum Selbstmitleid, weinen unwillkürlich und verspüren das Verlangen nach Zuwendung und Trost.

Auslöser sind:

Eine Infektion, bei Frauen möglicherweise hormonelle Störungen im Zusammenhang mit der monatlichen Regelblutung.

Ihre Beschwerden verschlimmern sich:

Im warmen Raum.

Ihre Beschwerden bessern sich:

An der frischen Luft.

MITTEL PULSATILLA

Empfohlene Potenzierung: D4–D12

Dosierung:	D4–D8	3–5 x täglich 5 Globuli
	D12	1 x täglich 5 Globuli

Augenreizung

SIE LEIDEN AN:

Brennenden oder drückenden Augenschmerzen, die auf der rechten Seite schlimmer sind. Die Augen jucken, sind gerötet, fühlen sich heiß, angespannt und müde an. Sie möchten ständig die Augen reiben.

Ihre Beschwerden sind begleitet von:

Kopfschmerzen, trübem oder unscharfem Sehen (als würde ein Schatten davor schweben). Vor allem im Freien beginnen die Augen stark zu tränen.

Auslöser sind:

Überanstrengung der Augen, beispielsweise durch langes Arbeiten am Computer oder durch Lesen bei schlechtem Licht.

Ihre Beschwerden verschlimmern sich:

Durch kalte Anwendungen, bei feuchtkaltem Wetter, durch Lesen, aber auch durch Ruhe und Liegen.

Ihre Beschwerden bessern sich:

Durch Bewegung.

MITTEL **RUTA GRAVEOLENS**

Empfohlene Potenzierung: D4–D12

Dosierung:	D4–D8	alle 2–4 Stunden 4 Globuli
	D12	1 x täglich 5 Globuli

Tipp: zusätzlich 4–5 x täglich Euphrasia-Augentropfen in den Bindehautsack träufeln. Diese Zubereitung gibt es in der Apotheke zu kaufen.

Ohrenbeschwerden

Das Ohr ist ein Sinnesorgan mit doppelter Funktion. Es enthält das Gehör und das Gleichgewichtsorgan. Beide befinden sich im Bereich des so genannten Innenohrs, das geschützt innerhalb des Schädels liegt. Über den Gehörgang und das Mittelohr werden die Schallwellen in das Innenohr geleitet.

Oft eine Begleiterscheinung

Ohrenschmerzen sind in vielen Fällen Begleitsymptom von Erkältungskrankheiten und grippalen Infekten. Dabei greifen entzündliche Prozesse aus dem Nasen-Rachen-Raum auf die Ohrtrompete (auch Tube oder Eustachische Röhre genannt) über und rufen einen so genannten Tubenkatarrh hervor. Es kann dann nicht nur zu Schmerzen kommen, sondern auch zu Druckgefühl im Ohr und einer vorübergehenden Verschlechterung des Hörvermögens.

Mitunter kann daraus eine Mittelohrentzündung entstehen, die meist mit erheblichen Schmerzen verbunden ist und in der medizinischen Fachsprache Otitis media genannt wird. Sie geht nicht nur mit heftigen Ohrenbeschwerden einher, sondern ist in aller Regel auch von Fieber und Kopfschmerzen begleitet. Sie erkennen eine beginnende Mittelohrentzündung meist daran, dass allein ein Druck auf das Ohr oder ein Ziehen am Ohrläppchen als äußerst schmerzhaft empfunden wird. Wenn homöopathische Mittel nicht ausreichen, um eine beginnende Mittelohrentzündung zu beseitigen, sollten Sie Ihren Arzt aufsuchen. Wenn die Erkrankung nicht vollständig ausheilt, kann sie chronisch werden.

Aber auch Entzündungen des äußeren Gehörganges können auf das Mittelohr übergreifen und dort eine

Entzündung verursachen. Auch eine Verstopfung des Gehörganges durch einen Pfropf aus Ohrschmalz kann zu Ohrenschmerzen führen.

➤ Mehrere Mittel stehen zur Wahl

Die Homöopathie stellt einige Mittel bereit, die eine ausgezeichnete Wirkung bei Ohrenschmerzen entfalten. Auf den folgenden Seiten ist beschrieben, wie Sie ein Mittel für Ihre Beschwerden finden können. Nach den Prinzipien der klassischen Homöopathie ist es von Bedeutung, nicht nur das Symptom »Ohrenschmerzen« bei der Mittelwahl zu berücksichtigen, sondern die Grundzüge des entsprechenden Mittels im gesamten Beschwerdebild des Kranken wiederzuerkennen. Näheres dazu können Sie auf den Seiten 16ff. nachlesen. Ohrenschmerzen sollten Sie rechtzeitig, das heißt bei den ersten Anzeichen homöopathisch behandeln. Dadurch lässt sich oftmals eine antibiotische Therapie vermeiden.

Vorsicht: Die Ohren sind hochempfindliche und vor allem hirnnah gelegene Sinnesorgane. Bei sehr heftigen oder anhaltenden Beschwerden in diesem Bereich sollten Sie deshalb lieber die Ursache vom Facharzt feststellen und wenn nötig behandeln lassen. Vor allem eine Mittelohrentzündung birgt Gefahren, weil sie auf den Schädelknochen und das Gehirn übergreifen kann. Sie bedarf deshalb häufig einer gezielten ärztlichen Behandlung. Ohrgeräusche bedürfen immer der ärztlichen Abklärung, da ihnen auch eine ernste Erkrankung des Mittelohrs zugrundeliegen kann.

Ohrenschmerzen

SIE LEIDEN AN:

Brennenden oder reißenden Ohrenschmerzen, so als wäre Pfeffer tief ins Ohr hineingerieben worden.

➤ Ihre Beschwerden sind begleitet von:

Fieber, Hals- und Kopfschmerzen, einer Schwellung mit Druckempfindlichkeit hinter den Ohren und am angrenzenden Knochen, was eine beginnende Ausweitung der entzündlichen Prozesse andeutet. Sie sind erschöpft, träge, verdrießlich, wünschen zu Hause und allein zu sein. Sie frösteln, haben Durst und verlangen nach Stimulanzien wie Kaffee oder Alkohol.

➤ Auslöser sind:

Eine Infektion des Gehörganges, eine Erkältungskrankheit, Unterkühlung, Feuchtigkeit und Nässe.

➤ Ihre Beschwerden verschlimmern sich:

Im Freien, durch Aufdecken und Zugluft.

➤ Ihre Beschwerden bessern sich:

Durch Hitze und durch Essen.

MITTEL CAPSICUM ANNUUM

Empfohlene Potenzierung: D4–D12

Dosierung:	D4–D8	alle 2–4 Stunden 4 Globuli
	D12	1 x täglich 5 Globuli

Tipp: Bei sehr heftigen Beschwerden die Globuli in einem Glas Wasser auflösen und alle halbe Stunde 1 Teelöffel davon einnehmen.

SIE LEIDEN AN:

Pochenden pulsierenden Ohrenschmerzen, die auffallend plötzlich eingesetzt haben, rapide zunehmen und auf der rechten Seite besonders schlimm sind.

➤ Ihre Beschwerden sind begleitet von:

Fieber, einem heißen, hochroten Gesicht und brennendem Hitzegefühl des gesamten Körpers, während Füße und Beine eiskalt sind. Sie haben einen trockenen Mund, trotzdem aber kaum Durst. Ihre Augen sind dabei sehr lichtempfindlich.

➤ Auslöser sind:

Eine Infektion, möglicherweise auch eine Verkühlung, Zugluft oder Nasswerden des Kopfes.

➤ Ihre Beschwerden verschlimmern sich:

Durch Berührung, Erschütterung, Bewegung, Geräusche und helles Licht.

➤ Ihre Beschwerden bessern sich:

Durch Wärme, frische Luft und halb aufrechtes Sitzen im Bett.

MITTEL BELLADONNA

Empfohlene Potenzierung: D4–D12

Dosierung:	D4–D8	3–5 x täglich 5 Globuli
	D12	1 x täglich 5 Globuli

Tipp: Bei sehr heftigen Beschwerden die Globuli in einem Glas Wasser auflösen und alle halbe Stunde 1 Teelöffel davon einnehmen.

SIE LEIDEN AN:

Stechenden oder splitterartigen Ohrenschmerzen, verbunden mit einem gesteigerten Schmerzempfinden und einer äußersten Empfindlichkeit gegenüber Berührung. Körperabsonderungen fallen durch einen säuerlichen Geruch auf.

➤ Ihre Beschwerden sind begleitet von:

Einer ausgesprochen gereizten Stimmung und Unzufriedenheit, Sie werden deshalb auch leicht wütend. Ferner verspüren Sie ein Verlangen nach Wärme und sauren Speisen, vor allem Essig.

➤ Auslöser sind:

Eine Infektion, Verkühlung, kalter Wind oder Zugluft.

➤ Ihre Beschwerden verschlimmern sich:

Durch jede Kälteeinwirkung, besonders kalte Luft und Zugluft, durch Berührung und Liegen auf der schmerzhaften Seite.

➤ Ihre Beschwerden bessern sich:

Durch Wärme, Einhüllen des Kopfes und nach dem Essen.

MITTEL HEPAR SULFURIS

Empfohlene Potenzierung: D4–D12

Dosierung:	D4–D8	alle 2–4 Stunden 4 Globuli
	D12	1 x täglich 5 Globuli

SIE LEIDEN AN:

Ohrenschmerzen aufgrund einer Mittelohrentzündung oder eines Tubenkatarrhs, die mit der Absonderung eines dick-rahmigen, gelblichen, aber milden Sekrets aus dem Gehörgang einhergehen.

➤ Ihre Beschwerden sind begleitet von:

Einer auffallenden Durstlosigkeit, selbst wenn Sie Fieber haben. Die Schmerzen sind wechselhaft und verändern sich in ihrer Ausprägung. Sie sind launenhafter oder weinerlicher Stimmung und verspüren das Bedürfnis, sich anzulehnen und getröstet zu werden.

➤ Auslöser sind:

Eine Infektion oder Erkältungskrankheit, Feuchtigkeit oder Nässe.

➤ Ihre Beschwerden verschlimmern sich:

Durch Wärme, im warmen Zimmer, fette Nahrung, Liegen auf der linken oder schmerzlosen Seite.

➤ Ihre Beschwerden bessern sich:

Im Freien, durch Bewegung und kühle Anwendungen.

MITTEL PULSATILLA PRATENSIS

Empfohlene Potenzierung: D4–D12

Dosierung:	D4–D8	alle 2–4 Stunden 4 Globuli
	D12	1 x täglich 5 Globuli

SIE LEIDEN AN:

Ohrenschmerzen, verbunden mit eitriger, übelriechender Absonderung aus dem Gehörgang.

➤ **Ihre Beschwerden sind begleitet von:**

Fieber, Halsschmerzen, starkem Speichelfluss, üblem Mundgeruch und einer Schwellung der Lymphknoten in der Ohrregion. Sie sind ferner äußerst empfindlich gegenüber jeglichen Temperaturschwankungen. Ihre Stimmung ist ängstlich, unzufrieden und misstrauisch. Nachts bricht klebriger Schweiß aus.

➤ **Auslöser sind:**

Eine Infektion.

➤ **Ihre Beschwerden verschlimmern sich:**

Durch wechselnde Temperaturen, nachts vor dem Einschlafen und beim Liegen auf der rechten Seite.

➤ **Ihre Beschwerden bessern sich:**

Durch gleichmäßige Temperaturen.

MITTEL **MERCURIUS SOLUBILIS HAHNEMANNI**

Empfohlene Potenzierung: D4–D12

Dosierung:	D4–D8	alle 2–4 Stunden 4 Globuli
	D12	1 x täglich 5 Globuli

Tipp: Bei sehr heftigen Beschwerden die Globuli in einem Glas Wasser auflösen und alle halbe Stunde 1 Teelöffel davon einnehmen.

SIE LEIDEN AN:

Pulsierenden Ohrenschmerzen, die sich allmählich im Rahmen einer Erkältung entwickeln.

Ihre Beschwerden sind begleitet von:

Langsam ansteigendem Fieber und Schnupfen, ohne allzu schwerer Beeinträchtigung des Allgemeinbefindens. Ihr Gesicht ist meist blass, errötet aber auffallend häufig. Möglicherweise haben Sie auch Nasenbluten.

Auslöser sind:

Eine Erkältungskrankheit.

Ihre Beschwerden verschlimmern sich:

Bei Bewegung, durch Wärme und warme Getränke.

Ihre Beschwerden bessern sich:

Durch kühle Anwendungen und kalte Getränke.

MITTEL **FERRUM PHOSPHORICUM**

Empfohlene Potenzierung: D4–D12

Dosierung:	D4–D8	3–5 x täglich 5 Globuli
	D12	1 x täglich 5 Globuli

Mund- und Zahnprobleme

Die Mundhöhle steht durch die Nahrungsaufnahme im ständigen Kontakt mit körperfremden Stoffen und Keimen. Die meisten im Mund vorkommenden Keime sind allerdings harmlos. Normalerweise sorgt auch der stetige Speichelfluss dafür, dass möglicherweise schädigende Keime rasch beseitigt werden.

Die Ernährung spielt eine große Rolle

Bei einer Schwäche des körpereigenen Abwehrsystems, mangelnder Mundpflege oder kranken Zähnen sowie durch eine Verletzung kann es jedoch zu Problemen im Mundbereich kommen. Zu weiche und ballaststoffarme Nahrung, insbesondere aber ein reichlicher Verzehr von Süßigkeiten begünstigen dabei ihre Entwicklung.

Die häufigsten Beschwerden in dieser Region sind Entzündungen des Zahnfleisches oder der Mundschleimhaut und schmerzhafte Einrisse an den Mundwinkeln, Lippenherpes sowie Zahnschmerzen. Oft sind diese Beschwerden von üblem Mundgeruch begleitet, der die Betroffenen erheblich beeinträchtigen kann.

➤ Entzündung des Zahnfleischs

Entzündungen der Mundschleimhaut entstehen häufig durch kleine Schleimhautverletzungen. Betreffen die entzündlichen Veränderungen das Zahnfleisch, so liegt meist eine Parodontitis vor (im Volksmund fälschlicherweise als Parodontose bezeichnet). Sie ist meist eine chronische Erkrankung, die durch Rauchen und Fehlernährung begünstigt wird. Die Paradontitis kann sehr schmerzhaft sein und betrifft den gesamten Zahnhalteapparat. Unbehandelt kommt es zum Zahnfleischschwund, der langfristig zum Zahnverlust führen kann. Die Parodontitis bedarf deshalb immer der zahnärztlichen Behandlung. Sie können diese aber mit homöopathischen Mitteln unterstützen.

Lästig und schmerzhaft – Herpes

Lippen-Herpes ist eine oft recht schmerzhafte Bläschenerkrankung im Mundbereich, die durch ein Virus verursacht ist. Ein Lippenherpes kann häufig im Rahmen einer Infektionskrankheit oder bei Schwäche des Immunsystems auftreten.

Homöopathie zur Schmerzlinderung

Zahnschmerzen sind in aller Regel auf Zahnkaries (Zahnfäulnis) zurückzuführen. Dabei können homöopathische Arzneien nur vorübergehend die Schmerzen stillen. Sie müssen deshalb immer vom Zahnarzt behandelt werden. Aber auch nach einer Zahnbehandlung kann es oft zu erheblichen Schmerzen kommen, die Sie mit Homöopathika lindern können. Wie Sie ein solches Mittel finden können, ist auf den folgenden Seiten beschrieben (Näheres dazu siehe Seite 17ff.).

Vorsicht: Zahnprobleme bedürfen grundsätzlich einer sachkundigen Behandlung, um bleibende Schäden oder Zahnverlust zu vermeiden. Gehen entzündliche Veränderungen mit starken, anhaltenden Beschwerden oder gar Fieber einher, sollten Sie gleichfalls den Arzt zu Rate ziehen.

Wenn Sie Mund- und Zahnprobleme selbst mit homöopathischen Mitteln behandeln, vergessen Sie bitte nicht, dass eine ausreichende Mund- und Zahnhygiene ebenso wie eine gesunde Ernährung die Voraussetzung für einen bleibenden Erfolg darstellen.

Mundschleimhautentzüngung

SIE LEIDEN AN:

Entzündung der Mundschleimhaut, die brennende oder stechende Schmerzen verursacht und dazu neigt, Geschwüre zu bilden.

➤ Ihre Beschwerden sind begleitet von:
Trockenem Mund und großem Durstgefühl, wobei die Getränke aber nur in kleinen Schlucken aufgenommen werden können. Auch die Zunge ist gerötet, schmerzt und brennt. Sie sind ängstlich, unruhig und möchten ungern alleine sein.

➤ Auslöser sind:
Eine Infektion oder Verletzung um Mundbereich, möglicherweise begünstigt durch Überforderung, Schwäche oder Erschöpfung.

➤ Ihre Beschwerden verschlimmern sich:
Durch Kälte, durch kalte, aber auch zu heiße Speisen und Getränke sowie um Mitternacht.

➤ Ihre Beschwerden bessern sich:
Durch warme Mundspülungen.

MITTEL **ARSENICUM ALBUM**

Empfohlene Potenzierung: D4–D12

Dosierung:	D4–D8	3–5 x täglich 5 Globuli
	D12	1 x täglich 5 Globuli

Zahnfleischentzündung

SIE LEIDEN AN:

Entzündung des Zahnfleisches, das schon bei leichter Berührung oder beim Zähneputzen zu bluten beginnt.

➤ Ihre Beschwerden sind begleitet von:

Üblem Mundgeruch und vermehrtem Speichelfluss, der einen kupferartigen Beigeschmack hat. Das Zahnfleisch ist schwammig und hochempfindlich, insbesondere gegen Temperaturschwankungen. Die Innenseite der Backen ist bläulich verfärbt und weist kleine weiße Bläschen auf.

➤ Auslöser sind:

Mangelnde Mundhygiene, eine Schwäche des Abwehrsystems oder eine chronische Parodontitis.

➤ Ihre Beschwerden verschlimmern sich:

Durch extreme Temperaturen und nachts, besonders nach nächtlichem Schwitzen.

➤ Ihre Beschwerden bessern sich:

Durch ausgeglichene Temperaturen und Ruhe.

MITTEL **MERCURIUS SOLUBILIS**

Empfohlene Potenzierung: D4–D12

Dosierung:	D4–D8	3–5 x täglich 5 Globuli
	D12	1 x täglich 5 Globuli

Lippenherpes

SIE LEIDEN AN:
Lippenherpes mit schmerzhaften Bläschen auf den Lippen, auf der Zunge oder in der unmittelbaren Umgebung des Mundes.

➤ Ihre Beschwerden sind begleitet von:
Trockener Mundschleimhaut, salzigem Mundgeschmack, geschwollenen oder aufgesprungenen Lippen und einem tiefen Einriss an der Unterlippe. Sie haben großen Durst, sind sehr niedergeschlagen, wünschen allein zu sein und vertragen es nicht, getröstet zu werden.

➤ Auslöser sind:
Seelischer Kummer und Aufregung, Stress oder eine Kränkung, möglicherweise auch Sonneneinstrahlung oder ein Aufenthalt am Meer.

➤ Ihre Beschwerden verschlimmern sich:
Durch Anstrengungen, durch Sonne, am Meer sowie durch Wärme und Berührung.

➤ Ihre Beschwerden bessern sich:
Durch frische, kühle Luft.

MITTEL **NATRIUM CHLORATUM**

Empfohlene Potenzierung: D4–D12

Dosierung:	D4–D8	3–5 x täglich 5 Globuli
	D12	1 x täglich 5 Globuli

Zahnschmerzen

SIE LEIDEN AN:

Heftigen Zahnschmerzen, die so stark sind, dass Sie glauben, sie nicht mehr ertragen zu können. Die Backe auf der erkrankten Seite ist heiß, stark gerötet und möglicherweise geschwollen.

➤ Ihre Beschwerden sind begleitet von:

Überaus gereizter Stimmung, Ihre Schmerzen machen Sie wütend, Sie sind unruhig, wollen aber Ihre Ruhe haben und alleine sein.

➤ Auslöser sind:

Zahnkaries.

➤ Ihre Beschwerden verschlimmern sich:

Durch Wärme, nachts und durch Ärger.

➤ Ihre Beschwerden bessern sich:

Durch Zuwendung und kalte Umschläge oder Mundspülungen.

MITTEL **CHAMOMILLA**

Empfohlene Potenzierung: D4–D6

Dosierung: stündlich 3–4 Globuli

SIE LEIDEN AN:

Schmerzen nach einem zahnärztlichen Eingriff (gleich welcher Art), wobei das Zahnfleisch möglicherweise verletzt oder gequetscht wurde.

➤ Ihre Beschwerden sind begleitet von:

Bluterguss oder Blutung im Mundbereich, einem roten Gesicht und einer Schwellung der Wange. Die geringste Erschütterung z. B. beim Autofahren lässt Ihre Schmerzen unerträglich werden.

➤ Auslöser sind:

Zahnextraktion, Quetschung oder Verletzung des Zahnfleisches.

➤ Ihre Beschwerden verschlimmern sich:

Durch Hitze, Berührung, Druck und die geringste Erschütterung.

➤ Ihre Beschwerden bessern sich:

Durch Hinlegen mit tiefliegendem Kopf.

MITTEL ARNICA MONTANA

Empfohlene Potenzierung:	D4–D6
Dosierung:	stündlich 3–4 Globuli

SIE LEIDEN AN:

Anhaltenden Schmerzen nach einem zahnärztlichen Eingriff, bei dem das Zahnfleisch stark gequetscht oder verletzt wurde. Sie treten allmählich auf und nehmen zu, sobald die örtliche Betäubung nachlässt.

➤ Ihre Beschwerden sind begleitet von:

Trockenen, heißen Lippen, neuralgischen Schmerzen bis in den Gesichtsbereich und einem faden, blutigen Mundgeschmack. Ihre Stimmung ist nervös und niedergeschlagen.

➤ Auslöser sind:

Eine Zahnextraktion oder eine Nervenverletzung durch eine Zahnbehandlung.

➤ Ihre Beschwerden verschlimmern sich:

Durch Berührung, Kälte und feuchte Luft.

➤ Ihre Beschwerden bessern sich:

Durch Ruhe und Liegen auf der betroffenen Seite.

MITTEL HYPERICUM

Empfohlene Potenzierung: D4–D6

Dosierung: stündlich 3–4 Globuli

Halsschmerzen

Halsbeschwerden reichen von leichten Schleimhautreizungen bis hin zu schweren Entzündungen des Rachenraumes, der Mandeln oder des Kehlkopfes. Meist sind sie Begleitsymptom einer Erkältungskrankheit, oft löst aber schon eine Unterkühlung der Füße oder des Kopfes eine Reizung im Hals aus.

Oft ist eine Erkältung schuld

Die Mandeln gehören zu den Abwehrorganen des Körpers. Sie bestehen aus Lymphgewebe, das eine große Zahl von Abwehrzellen enthält. Ihre Aufgabe ist es, schädliche Keime aus der Mundhöhle und der Atemluft abzufangen, damit sie nicht in die tiefer gelegenen Regionen eindringen können.
Halsschmerzen sind meist erstes Anzeichen einer allgemeinen Erkältung. Rachen und Mandeln entzünden sich, werden rot und schwellen an. Oft begleiten Fieber, Kopf- und Schluckschmerzen, Schnupfen oder Husten die Beschwerden. Gewöhnlich sind diese leichteren Formen einer Halsentzündung auf eine Virusinfektion zurückzuführen.

➤ Die schwere Mandelentzündung

Aber auch Bakterien können die Mandeln infizieren. Dies führt dann oft zu einer schweren, meist hochfieberhaften Erkrankung (Angina). Die Mandeln schwellen stark an, sind dunkelrot und weisen eitrige Stippchen oder kleine Geschwüre auf, die sich zu weißlichen Belägen ausdehnen können. Manchmal zeigt sich die Entzündung erst auf einer Seite, um im weiteren Verlauf der Erkrankung auch auf die andere Mandel überzugreifen. In aller Regel schwellen gleichzeitig die Halslymphknoten an. Dann sind üblicherweise Antibiotika angezeigt. Behandelt man Halsschmerzen frühzeitig mit homöopathischen Mitteln, kann eine Ausweitung der Infektion vielfach verhindert werden.

➤ Den Allgemeinzustand beachten

Auf den folgenden Seiten sind einige homöopathische Mittel beschrieben, die häufig bei Halsschmerzen helfen können. Bei der Suche nach der richtigen Arznei ist neben dem Symptom immer auch der allgemeine körperliche und seelische Zustand von Bedeutung, ebenso wie die in Frage kommenden Auslöser der Erkrankung, die Begleitsymptome und die Umstände, unter denen sich Beschwerden bessern oder verschlimmern. Näheres dazu können Sie auf der Seite 17ff. nachlesen.

Vorsicht: Halsbeschwerden können mitunter durch gefährliche Bakterien, beispielsweise den Erreger des Scharlachs oder der Diphtherie, verursacht werden und unbehandelt zu schwerwiegenden Folgeerkrankungen führen. Bei sehr heftigen oder anhaltenden Beschwerden, die mit hohem Fieber und schwerem Krankheitsgefühl einhergehen, sollten Sie deshalb besser den Arzt aufsuchen. Sie können die ärztliche Behandlung aber mit Homöopathika begleiten.

Die homöopathische Behandlung können Sie mit relativ einfachen allgemeinen Maßnahmen unterstützen. So können manchmal warme Halswickel hilfreich sein (Vorsicht: Dabei bitte möglichst keine ätherischen Öle verwenden, sie könnten die Wirkung der Homöopathika aufheben). Auch Mundspülungen und Gurgeln mit Extrakten oder Tees aus Salbei und Thymian sind in der Lage, akute Schmerzen zu lindern, da die Pflanzenwirkstoffe die entzündeten Schleimhäute beruhigen.

Halsschmerzen

SIE LEIDEN AN:

Brennenden, wunden oder pochenden Halsschmerzen, die plötzlich einsetzen und rechts besonders stark ausgeprägt sind. Ihr Hals ist berührungsempfindlich.

➤ Ihre Beschwerden sind begleitet von:

Hohem, plötzlich einsetzendem und rasch ansteigendem Fieber sowie einem hochroten Gesicht. Der Körper ist heiß, mit brennender Haut, die Beine und Füße sind eiskalt. Ihre Zunge ist erdbeerfarben, und die Augen sind sehr empfindlich gegen Licht.

➤ Auslöser sind:

Eine Infektion, Zugluft, eine Verkühlung oder Nasswerden des Kopfes, z. B. nach der Haarwäsche.

➤ Ihre Beschwerden verschlimmern sich:

Nachts, durch die gerinste Berührung oder Erschütterung, durch Bewegung, Geräusche und helles Licht.

➤ Ihre Beschwerden bessern sich:

Durch halbaufrechtes Sitzen, frische Luft und Wärme.

MITTEL **BELLADONNA**

Empfohlene Potenzierung: D4–D12

Dosierung:	D4–D8	3–5 x täglich 5 Globuli
	D12	1 x täglich 5 Globuli

Tipp: Bei sehr hohem Fieber 1 x 5 Globuli einer C30 in ein Glas Wasser geben und stündlich oder über den Tag verteilt 1 Teelöffel davon einnehmen.

SIE LEIDEN AN:

Halsschmerzen, mit entzündeten Mandeln, die eine düster- oder bläulich-rote Verfärbung aufweisen und auf der linken Seite besonders stark ausgeprägt sind.

➤ Ihre Beschwerden sind begleitet von:

Fieber und einer gleichfalls bläulich-roten Verfärbung der Rachenschleimhaut. Ihr Hals schmerzt vor allem beim Leerschlucken und beim Schlucken von Flüssigkeiten, während feste Speisen leichter aufgenommen werden können. Jede, auch nur die leichteste Berührung oder Beengung des Halses, beispielsweise von einem Schal, wird als unerträglich empfunden.

➤ Auslöser sind:

Eine Infektion, warmes Wetter oder Zugluft.

➤ Ihre Beschwerden verschlimmern sich:

Morgens beim Erwachen, durch heiße Getränke, Druck und Berührung.

➤ Ihre Beschwerden bessern sich:

Durch äußere Wärme und Einsetzen von Absonderungen, beispielsweise nach einem Schweißausbruch.

MITTEL **LACHESIS MUTA**

Empfohlene Potenzierung: D4–D12

Dosierung:	D4–D8	3 x täglich 5 Globuli
	D12	1-2 x täglich 5 Globuli

SIE LEIDEN AN:

Stechenden Halsschmerzen, die beim Schlucken bis in die Ohren ausstrahlen, mit entzündeten, dunkelroten Mandeln, die möglicherweise bereits eitrige Stippchen aufweisen.

➤ Ihre Beschwerden sind begleitet von:

Vermehrtem Speichelfluss, der kupferartig schmeckt, geschwollenen Halslymphdrüsen, einem üblem Mundgeruch und einer geschwollenen stark gelblich belegten Zunge, die sich anfühlt, als wäre sie verbrannt. An den Seiten weist sie Zahnabdrücke auf.

➤ Auslöser sind:

Eine Infektion.

➤ Ihre Beschwerden verschlimmern sich:

Durch starke Temperaturschwankungen, nach einem Schweißausbruch, nachts und beim Liegen auf der rechten Seite.

➤ Ihre Beschwerden bessern sich:

Durch Wärme, gleichbleibende Temperaturen und durch Ruhe.

MITTEL **MERCURIUS SOLUBILIS**

Empfohlene Potenzierung: D4–D12

Dosierung:	D4–D8	3–5 x täglich 5 Globuli
	D12	1-2 x täglich 5 Globuli

SIE LEIDEN AN:

Halsschmerzen, die auf der rechten Seite besonders stark ausgeprägt sind, mit dunkelroten, stark geschwollenen Mandeln, die möglicherweise grau-weißliche bis gelbliche Beläge oder auch kleine Bläschen aufweisen.

➤ Ihre Beschwerden sind begleitet von:

Einem dunkel- oder bläulichrot verfärbten Rachenring, der sich wund, rau und heiß anfühlt. Sie sind sehr erschöpft und können nichts Heißes schlucken. Beim Schlucken von Speichel schießt der Schmerz bis in beide Ohren, und Sie haben das Gefühl, als hätten Sie einen Klumpen im Hals.

➤ Auslöser sind:

Eine Infektion oder Erkältung.

➤ Ihre Beschwerden verschlimmern sich:

Durch nasses Wetter, beim Aufdecken und bei Bewegung.

➤ Ihre Beschwerden bessern sich:

Durch Ruhe, Wärme und bei trockenem Wetter.

MITTEL **PHYTOLACCA DECANDRA**

Empfohlene Potenzierung: D4–D12

Dosierung:	D4–D8	3 x täglich 5 Globuli
	D12	1 x täglich 5 Globuli

Atemwegsbeschwerden

Atemwegsbeschwerden drücken sich meist als Husten, Schnupfen und Heiserkeit aus. Oft sind sie Ausdruck einer Erkältungskrankheit, zu der es besonders bei nasskaltem Wetter in den Wintermonaten und Übergangsjahreszeiten kommen kann. Rauchen und staubige Luft begünstigen Atemwegsprobleme.

Erkältung – wenn die Abwehr versagt

Die Symptome können aber auch isoliert auftreten und eine Reihe anderer Ursachen haben, beispielsweise eine alleinige Bronchitis, die nur das Symptom Husten hervorruft, während Schnupfen häufig auch durch eine Entzündung der Nasennebenhöhlen oder eine Allergie bedingt sein kann.

Erkältungskrankheiten werden in aller Regel von Viren verursacht. Sie entstehen, wenn der Körper durch Unterkühlung oder Erschöpfung geschwächt ist und die Abwehrkraft versagt. Die Nase beginnt zu laufen, und es entwickeln sich die typischen Symptome Schnupfen, Fieber, Kopf- und Gliederschmerzen, oft begleitet von Halsweh, Heiserkeit und Husten. Im Unterschied dazu ist die echte Virusgrippe eine schwere Allgemeinerkrankung, die in aller Regel epidemieartig auftritt. Sie kann besonders für alte und kranke Menschen sowie für Kleinkinder bedrohlich werden.

➤ Schnupfen hat viele Ursachen

Schnupfen, besonders wenn er immer wiederkehrt oder nicht ausheilen will, kann Zeichen einer bakteriellen Infektion sein. Es kommt dann zur Absonderung von gelbem oder grünlich verfärbtem Schleim, der zähflüssig sein kann und die Nase verstopft. Schnupfen kann aber auch Ausdruck einer Überempfindlichkeitsreaktion sein, beispielsweise gegen Pollen oder Hausstaub. Er tritt dann als so genannter Heuschupfen in Erscheinung. Typische Kennzeichen sind eine stark laufende Nase und gleichzeitige Entzündung der Bindehäute des Auges. Ständige entzündliche Veränderungen der Nasenschleimhaut z. B. bei Allergie begünstigen eine Entzündung der Nasennebenhöhlen (Sinusitis). Dabei schwellen die Verbindungsgänge zwischen Nase und Nasennebenhöhlen so stark an, dass sich Sekret zurückstaut. Die charakteristischen Symptome sind grüngelbe Absonderung, behinderte Nasenatmung, Schmerz im Bereich der Stirn, der Augen oder des Oberkiefers, der besonders beim Bücken zunimmt und zu pulsieren beginnt. Ein weiteres Zeichen sind Schmerzen beim Beklopfen der Nasenwurzel- und Wangenregion.

➤ Husten reinigt die Atemwege

Husten und Heiserkeit entstehen, wenn der Kehlkopf und die tieferen Atemwege – dazu gehören die Luftröhre und die Bronchien – sich entzündet haben. Husten stellt das Leitsymptom der Bronchitis dar, kann aber auch bei Reizung von Kehlkopf und Luftröhre, bei Asthma bronchiale oder einer Lungenentzündung auftreten. Er ist ein wichtiger Mechanismus, um schädigende Substanzen, wie z. B. eingeatmete Staub- und Rauchpartikel, aus den Luftwegen zu entfernen. Bei langjährigen starken Rauchern stellt der so genannte Raucherhusten die einzige verbliebene Möglichkeit des Bronchialsystems dar, um die schädigenden Partikel des Zigarettenrauchs aus den Luftwegen zu entfernen.

Heiserkeit oder ein rauer Hals sind meist Ausdruck einer Kehlkopfentzündung. Ursachen sind ebenso wie beim Halsweh oft grippale Infekte und eine

Reizung durch das Einatmen Allergie-auslösender Stoffe. Vor allem Rauchen, aber auch Überanstrengung der Stimme können zu entzündlichen Veränderungen im Bereich des Kehlkopfs führen und Heiserkeit verursachen. Sie kann so stark sein, dass es vorübergehend zum Stimmverlust kommt.

➤ Kinderkrankheit Keuchhusten

Keuchhusten betrifft meist Kinder im Alter zwischen 2 und 7 Jahren. Er zählt zu den ansteckenden Kinderkrankheiten und wird von einem Bakterium namens Bordetella pertussis hervorgerufen. Er hat einen langwierigen Verlauf und ist durch mehrere charakteristische Stadien gekennzeichnet. Ein bis zwei Wochen zeigt er die gleichen Symptome wie eine Erkältungskrankheit, dann kommt es zu den typischen wiederkehrenden krampfartigen Hustenattacken, die mit dem Hochwürgen glasigen Schleims oder auch mit Erbrechen enden. Im letzten Stadium klingen die Beschwerden allmählich wieder ab.

Vorsicht: Atemwegsinfekte können manchmal schwere Komplikationen nach sich ziehen, chronisch werden oder zu bleibenden Schäden an den Bronchien und der Lunge führen. Auch eine hochfieberhafte Virusgrippe bedarf vielfach ärztlicher Behandlung und unbedingter Bettruhe, da während des Verlaufs mitunter sogar der Herzmuskel in Mitleidenschaft gezogen sein kann. Bei heftigen oder anhaltenden Beschwerden sollten Sie deshalb den Arzt konsultieren. Ein fortgesetzter oder immer wiederkehrender Husten wie auch chronische Heiserkeit bedürfen stets der ärztlichen Abklärung, weil sie auch Ausdruck einer schweren Erkrankung von Kehlkopf, Bronchien und Lunge sein können.

Erkältung/fieberhafter Infekt

SIE LEIDEN AN:

Grippalem Infekt mit hohem Fieber, das plötzlich und stürmisch eingesetzt hat. Es hat mit heftigem Schüttelfrost begonnen, gefolgt von raschem Fieberanstieg.

➤ Ihre Beschwerden sind begleitet von:

Unruhe und großer Ängstlichkeit bis Todesangst. Ihr Gesicht ist heiß, im Liegen hochrot, und wird beim Aufsitzen oder Aufstehen auffallend blass. Sie haben Durst, mögen aber nur Wasser, weil alle anderen Getränke als bitter schmeckend empfunden werden.

➤ Auslöser sind:

Kaltes windiges Wetter oder Zugluft.

➤ Ihre Beschwerden verschlimmern sich:

Durch Wärme, nachts, durch Liegen auf der schmerzhaften Seite, durch Rauch, Musik und kalten Wind.

➤ Ihre Beschwerden bessern sich:

Durch frische Luft und Ruhe.

MITTEL **ACONITUM**

Empfohlene Potenzierung: D8–D12

Dosierung:	D8	3 x täglich 5 Globuli
	D12	1 x täglich 5 Globuli

Tipp: Bei sehr hohem Fieber 5 Globuli einer C30 in einem Glas Wasser auflösen und alle halbe Stunde 1 Teelöffel davon einnehmen.

SIE LEIDEN AN:

Einem akuten fieberhaften Infekt mit Erkältungssymptomen und plötzlich einsetzendem Fieber, das rapide ansteigt.

➤ Ihre Beschwerden sind begleitet von:

Einem roten Gesicht, Hitzegefühl und pulsierendem Kopfweh sowie brennenden, wunden Halsschmerzen und einem trockenen Mund. Ihr Körper ist heiß und dampfend, während Beine und Füße eiskalt sind. Sie sind empfindlich gegen Berührung und Licht. Trotz des trockenen Mundes haben Sie kaum Durst.

➤ Auslöser sind:

Eine Verkühlung des Kopfbereiches, beispielsweise nach dem Haarewaschen oder eine Infektion.

➤ Ihre Beschwerden verschlimmern sich:

Nachts, durch Berührung, die geringste Erschütterung sowie durch Bewegung, Geräusche und helles Licht.

➤ Ihre Beschwerden bessern sich:

Durch halbaufrechtes Sitzen und frische Luft.

MITTEL **BELLADONNA**

Empfohlene Potenzierung: D6–D12

Dosierung:	D6–D8	3–4 x täglich 5 Globuli
	D12	1 x täglich 5 Globuli

Tipp: Bei sehr hohem Fieber 5 Globuli einer C30 in einem Glas Wasser auflösen und alle halbe Stunde jeweils 1 Teelöffel davon einnehmen.

SIE LEIDEN AN:

Einer Erkältungskrankheit mit Fließschnupfen, der sich vor allem tagsüber einstellt, während Sie nachts eine verstopfte Nase quält.

➤ Ihre Beschwerden sind begleitet von:

Überaus gereizter Stimmung, Heiserkeit und Husten, der berstenden Kopfschmerz verursacht. Sie möchten Ihre Ruhe haben und reagieren übellaunig und eigensinnig, wenn Sie angesprochen werden. Alle Geräusche gehen Ihnen schrecklich auf die Nerven.

➤ Auslöser sind:

Ein Infekt, möglicherweise begünstigt von einer Schwächung des Körpers durch Ärger, Stress und Überarbeitung, Schlafmangel oder übermäßigen Konsum von Genussgiften (z. B. Kaffee und Alkohol).

➤ Ihre Beschwerden verschlimmern sich:

Morgens, durch Kälte, Ärger, Geräusche und kalten Wind.

➤ Ihre Beschwerden bessern sich:

Durch Wärme, Ruhe und kurzen Schlaf sowie beim Liegen auf der Seite.

MITTEL **NUX VOMICA**

Empfohlene Potenzierung: D4–D12

Dosierung:	D4–D8	3 x täglich 5 Globuli
	D12	1 x täglich 5 Globuli

SIE LEIDEN AN:

Einer fieberhaften Erkältungskrankheit oder grippalem Infekt, wobei das Fieber mit heftigem Schüttelfrost begonnen hat, sodass Sie am ganzen Körper zittern und am liebsten festgehalten werden möchten.

➤ Ihre Beschwerden sind begleitet von:

Heftigen Kopfschmerzen, die Sie fast wahnsinnig machen, starken Gliederschmerzen, sodass Sie sich wie zerschlagen fühlen. Sie haben einen trockenen Husten und Wundgefühl in der Brust. Die Gesellschaft anderer lehnen Sie ab, möchten aber trotzdem nicht alleine sein.

➤ Auslöser sind:

Feucht-warmes Wetter, eine Sommergrippe, Stress, Schreck infolge einer schlechten Nachricht oder Erwartungsspannung vor einem ungewohnten Ereignis.

➤ Ihre Beschwerden verschlimmern sich:

Morgens sowie abends vor dem Einschlafen, durch Sonne und Sommerhitze, aber auch durch feuchtes Nebelwetter und vor einem Gewitter. Auch Gedanken an Ihre Beschwerden verschlechtern Ihren Zustand.

➤ Ihre Beschwerden bessern sich:

Nach einem Schweißausbruch, nach dem Wasserlassen sowie durch Bewegung an der frischen Luft.

MITTEL **GELSEMIUM**

Empfohlene Potenzierung: D4–D12

Dosierung:	D4–D8	3–5 x täglich 5 Globuli
	D12	1 x täglich 5 Globuli

SIE LEIDEN AN:

Einer fieberhaften Erkältungskrankheit mit Schüttelfrost, der zwischen 7 und 9 Uhr aufgetreten ist und mit Reizbarkeit und großem Durstgefühl verbunden war.

➤ Ihre Beschwerden sind begleitet von:

Schnupfen, heftigem Niesen, Heiserkeit und schmerzhaftem Husten, der nachts besonders schlimm ist. Sie haben ausgeprägte Knochen- und Gliederschmerzen, Rücken und Gliedmaßen fühlen sich an, als wären sie zerschlagen.

➤ Auslöser sind:

Eine Virusinfektion oder eine Unterkühlung bei windigem, feucht-kaltem Wetter.

➤ Ihre Beschwerden verschlimmern sich:

Im Freien, durch Unterkühlung und Liegen auf dem Rücken.

➤ Ihre Beschwerden bessern sich:

Zu Hause, durch Hinknien mit zum Kissen gewandtem Gesicht.

MITTEL EUPATORIUM PERFOLIATUM

Empfohlene Potenzierung: D4–D12

Dosierung:	D4–D8	3 x täglich 5 Globuli
	D12	1 x täglich 5 Globuli

SIE LEIDEN AN:

Einer Erkältungskrankheit, die noch im Frühstadium ist und deren Symptome sich nicht plötzlich, sondern langsam entwickeln. Das Fieber steigt allmählich an, und auch Schnupfen oder Husten setzen zögernd ein.

➤ Ihre Beschwerden sind begleitet von:

Einem blassen Gesicht, das aber rasch die Farbe wechseln kann und besonders bei Erregung schnell errötet, ferner von Schwäche sowie einem schnellen, schwachen Pulsschlag. Der Schüttelfrost vor dem Fieber setzt am frühen Nachmittag ein, das Allgemeinbefinden ist kaum beeinträchtigt, möglicherweise besteht aber eine Neigung zum Nasenbluten.

➤ Auslöser sind:

Eine Infektion oder Überhitzung.

➤ Ihre Beschwerden verschlimmern sich:

Durch Bewegung, Berührung und nachts zwischen vier Uhr und sechs Uhr.

➤ Ihre Beschwerden bessern sich:

Durch kühle Anwendungen und Umschläge.

MITTEL FERRUM PHOSPHORICUM

Empfohlene Potenzierung: D4–D12

Dosierung:	D4–D8	3 x täglich 5 Globuli
	D12	1 x täglich 5 Globuli

Schnupfen/Heuschnupfen

SIE LEIDEN AN:

Fließschnupfen, der mit heftigen Niesanfällen beginnt. Die Nase sondert viel wässriges, klares Sekret ab, das aussieht wie rohes Hühnereiweiß. Sie läuft so stark, dass Sie mit Schneuzen kaum nachkommen.

➤ Ihre Beschwerden sind begleitet von:

Reichlichem Tränenfluss, Sie riechen und schmecken nichts, haben trockene, aufgesprungene Lippen und einen feinen Riss auf der Unterlippe. Möglicherweise entwickelt sich auch ein Fieberbläschen. Der Fließschnupfen wechselt ab mit trockener, verstopfter Nase. Sie haben großen Durst und Lust auf Salziges, was Ihre Beschwerden aber verschlimmert. Ihre Stimmung ist grüblerisch, und Sie möchten sich zurückzuziehen.

➤ Auslöser sind:

Eine Erkältung, eine Allergie oder eine Schwäche der Körperabwehr nach seelischem Kummer.

➤ Ihre Beschwerden verschlimmern sich:

Durch Sonne, Wärme und Feuchtigkeit.

➤ Ihre Beschwerden bessern sich:

Durch frische Luft, Ruhe und nach dem Schwitzen.

MITTEL NATRIUM CHLORATUM

Empfohlene Potenzierung: D6–D12

Dosierung:	D6–D8	3–5 x täglich 5 Globuli
	D12	1 x täglich 5 Globuli

SIE LEIDEN AN:

Fließschnupfen, der sich vor allem tagsüber und im Freien bemerkbar macht, während sich nachts und in warmen Räumen ein Stockschnupfen mit stark verstopfter Nase einstellt.

➤ Ihre Beschwerden sind begleitet von:

Überaus gereizter Stimmung, Sie wollen Ihre Ruhe haben, sind übellaunig und sehr empfindlich gegen Kälte, Zugluft und Geräusche. Sogar der Laut von Schritten und Stimmen geht Ihnen auf die Nerven. Sie haben ein starkes Verlangen nach Genussmitteln.

➤ Auslöser sind:

Eine Erkältung oder Allergie, begünstigt durch Stress, Ärger, Überarbeitung, Schlafmangel oder übermäßigem Konsum von Genussmitteln.

➤ Ihre Beschwerden verschlimmern sich:

Morgens, durch Kälte, Geräusche, Hektik und Ärger.

➤ Ihre Beschwerden bessern sich:

Durch Wärme, Ruhe, kurzen Schlaf, abends und Liegen auf der Seite.

MITTEL **NUX VOMICA**

Empfohlene Potenzierung: D4–D12

Dosierung:	D4–D8	3–5 x täglich 5 Globuli
	D12	1 x täglich 5 Globuli

SIE LEIDEN AN:

Schnupfen, der bereits auf die Nasennebenhöhlen übergreift. Die Nase ist überwiegend verstopft und sondert besonders morgens ein dickes rahmig-gelbliches, aber mildes Sekret ab. Ihre Beschwerden zeigen einen deutlich wechselhaften Charakter.

➤ Ihre Beschwerden sind begleitet von:

Wandernden Schmerzen über dem rechten Auge und Wangenknochen, launischer Stimmungslage, Sie bedauern sich selbst, beginnen leicht zu weinen und haben das Bedürfnis, sich anzulehnen und getröstet zu werden. Sie riechen und schmecken nichts mehr, haben kaum Durst und eine starke Abneigung gegen fette Nahrung.

➤ Auslöser sind:

Eine Infektion.

➤ Ihre Beschwerden verschlimmern sich:

Durch Wärme, in stickigen, rauchigen Räumen, abends und nachts.

➤ Ihre Beschwerden bessern sich:

An der frischen Luft, durch kühle Anwendungen sowie durch Zuwendung und Trost.

MITTEL **PULSATILLA**

Empfohlene Potenzierung: D4–D12

Dosierung:	D4–D8	3–5 x täglich 5 Globuli
	D12	1 x täglich 5 Globuli

SIE LEIDEN AN:

Schnupfen, der sich bereits in den Nasennebenhöhlen festgesetzt hat und durch zähflüssiges, grünlich-gelbes, klebriges und fadenziehendes Sekret oder die Absonderung gallertartiger Klümpchen gekennzeichnet ist.

➤ Ihre Beschwerden sind begleitet von:

Stirnkopfschmerzen, Niesanfällen, verstopfter Nase mit Druck- und Völlegefühl in den Stirn- und Wangenhöhlen, Geruchsverlust und häufigem Räuspern. Sie haben das Gefühl, als befinde sich ein Haar im Bereich der Zunge oder des linken Nasenlochs. Beim Entkleiden beginnen Sie zu frösteln.

➤ Auslöser sind:

Eine Infektion oder Erkältungskrankheit.

➤ Ihre Beschwerden verschlimmern sich:

Morgens zwischen 3 Uhr und 5 Uhr, beim Aufdecken und Entkleiden sowie nach Biergenuss.

➤ Ihre Beschwerden bessern sich:

Durch Hitze und heiße Anwendungen sowie durch Druck, Bewegung und warme Kleidung.

MITTEL **KALIUM BICHROMICUM**

Empfohlene Potenzierung: D4–D12

Dosierung:	D4–D8	3 x täglich 5 Globuli
	D12	1 x täglich 5 Globuli

SIE LEIDEN AN:

Schnupfen oder Heuschnupfen mit heftig laufender Nase, die reichlich wässriges Sekret absondert.

➤ Ihre Beschwerden sind begleitet von:

Krampfartigem Niesen, starkem Tränenfluss mit geröteten, geschwollenen Augen und Frösteln, wobei die Kälteschauer von den Füßen nach oben aufsteigen. Sie haben leichte Halsschmerzen, Ihr Hals ist trocken mit dem Gefühl eines Kloßes darin. Deswegen müssen Sie ständig schlucken. Ihr Kopf ist heiß, während Hände und Füße als eiskalt empfunden werden.

➤ Auslöser sind:

Eine Erkältung oder eine Allergie.

➤ Ihre Beschwerden verschlimmern sich:

Durch Kälte, kalte Getränke und bei Vollmond.

➤ Ihre Beschwerden bessern sich:

Durch warme Nahrung, warme Getränke und warmes Einhüllen.

MITTEL SABADILLA

Empfohlene Potenzierung: D4–D12

Dosierung:	D4–D8	3 x täglich 5 Globuli
	D12	1 x täglich 5 Globuli

SIE LEIDEN AN:

Heftigem Fließschnupfen mit tropfender Nase und einem scharfen, vor allem die Oberlippe wundmachendem Sekret.

➤ Ihre Beschwerden sind begleitet von:

Heftigem Tränenfluss, als hätten Sie in eine Zwiebel gebissen, der aber im Gegensatz zum Nasensekret eher als mild empfunden wird. Ihre Stirn schmerzt, das Einatmen kalter Luft verursacht Heiserkeit, ferner besteht Atembeklemmung, vielleicht auch das Gefühl als sei der Kehlkopf zersplittert.

➤ Auslöser sind:

Eine Allergie oder eine Erkältungskrankheit.

➤ Ihre Beschwerden verschlimmern sich:

Abends, im warmen Zimmer und im Liegen.

➤ Ihre Beschwerden bessern sich:

Im Freien an der frischen Luft, durch Bewegung und kühle Anwendungen.

MITTEL **ALLIUM CEPA**

Empfohlene Potenzierung: D4–D12

Dosierung:	D4–D8	3 x täglich 5 Globuli
	D12	1 x täglich 5 Globuli

Husten und Heiserkeit

SIE LEIDEN AN:

Trockenem Husten, der sich eher langsam entwickelt hat, mit stechenden Schmerzen in der Brust. Beim Husten schmerzt es so stark hinter dem Brustbein, dass Sie die Hände fest dagegen drücken müssen.

➤ Ihre Beschwerden sind begleitet von:

Gereizter Stimmung, Sie wollen nicht sprechen, es beschäftigen Sie nur geschäftliche oder finanzielle Dinge. Sie wollen Ruhe, vermeiden jede Bewegung. Vielleicht haben Sie auch Fieber, einen trockenen Mund mit großem Durst oder völlig fehlendem Durstgefühl.

➤ Auslöser sind:

Eine Infektion, Verkühlung nach Wetterwechsel oder eine Schwäche des Abwehrsystems, die durch Stress und Sorgen verursacht wurde.

➤ Ihre Beschwerden verschlimmern sich:

Durch Wärme, jede Bewegung, heißes Wetter und Anstrengung.

➤ Ihre Beschwerden bessern sich:

Durch Liegen, Ruhe, kühle Anwendungen und Druck auf die schmerzhaften Körperregionen.

MITTEL BRYONIA ALBA

Empfohlene Potenzierung: D4–D12

Dosierung:	D4–D8	3–5 x täglich 5 Globuli
	D12	1 x täglich 5 Globuli

SIE LEIDEN AN:

Husten und Heiserkeit mit Schmerzen im Kehlkopf und starker Verschleimung. Der Schleim ist zäh, gelblich verfärbt, riecht käsig und lässt sich nur schwer abhusten. Die Hustenanfälle verursachen Würge- oder Brechreiz.

➤ Ihre Beschwerden sind begleitet von:

Einer gereizten Stimmung, stechenden Kopfschmerzen und einer verstopften Nase. Ihre Stimme ist heiser und fast tonlos. Sie sind überaus empfindlich gegenüber Kälte und wollen warm eingepackt sein. Der geringste Kältereiz löst Husten aus. Wenn Sie schwitzen, riecht der Schweiß säuerlich.

➤ Auslöser sind:

Ein Infekt, Unterkühlung, Zugluft oder eine chronische Entzündung der Nasennebenhöhlen.

➤ Ihre Beschwerden verschlimmern sich:

Durch Druck und Berührung, die geringste Kälteeinwirkung, selbst durch den Verzehr kalter Speisen und Getränke.

➤ Ihre Beschwerden bessern sich:

Durch Wärme, heißen Dampf, Einhüllen des Kopfes und warme Speisen und Getränke.

MITTEL **HEPAR SULFURIS**

Empfohlene Potenzierung: D4–D12

Dosierung:	D4–D8	3–5 x täglich 5 Globuli
	D12	1 x täglich 5 Globuli

SIE LEIDEN AN:

Trockenem, hohl klingendem Reizhusten, der ganz plötzlich begonnen hat und möglicherweise mit Atemnot und Erstickungsgefühl verbunden ist.

➤ Ihre Beschwerden sind begleitet von:

Hohem Fieber, das rapide ansteigt, Unruhe und Ängstlichkeit, Sie haben sogar Furcht, an der Erkrankung zu sterben. Das Gesicht ist im Liegen hochrot und wird beim Aufsetzen oder Aufstehen auffallend blass.

➤ Auslöser sind:

Trockener, kalter oder schneidender Wind, eine Erkältung oder eine Allergie, möglicherweise begünstigt durch eine Schwächung des Organismus durch Schreck oder ein Schockerlebnis.

➤ Ihre Beschwerden verschlimmern sich:

Im stickigen warmen Raum, durch Tabakrauch, abends und nachts.

➤ Ihre Beschwerden bessern sich:

Durch frische Luft.

MITTEL **ACONITUM**

Empfohlene Potenzierung: D8–D12

Dosierung:	D8	3 x täglich 5 Globuli
	D12	1 x täglich 5 Globuli

SIE LEIDEN AN:

Quälendem, trockenem, krampfartigem oder bellendem Husten, der kaum zu stoppen ist. Er hat mit heftigem Schnupfen und Niesen begonnen und ist allmählich in die Bronchien hinabgestiegen.

➤ Ihre Beschwerden sind begleitet von:

Intensiven, berstenden Stirnkopfschmerzen, einem dumpfen Druck- oder Verstopfungsgefühl im Bereich der Nasenwurzel sowie entzündeten Augen. Sie haben ein Rauheits- und Beklemmungsgefühl in der Brust. Je mehr Sie husten, um so quälender wird der Hustenreiz. Sie können weder liegen, geschweige denn schlafen.

➤ Auslöser sind:

Ein Infekt oder eine Erkältungskrankheit.

➤ Ihre Beschwerden verschlimmern sich:

Durch Berührung und Bewegung, durch Husten, abends, morgens und nachts sowie durch Kälte.

➤ Ihre Beschwerden bessern sich:

Im Freien, tagsüber, beim Aufsetzen im Bett.

MITTEL STICTA PULMONARIA

Empfohlene Potenzierung: D4–D12

Dosierung:	D4–D8	3 x täglich 5 Globuli
	D12	1 x täglich 5 Globuli

SIE LEIDEN AN:

Krampfartigem, trockenem Husten, der – wie bei einem Keuchhusten – in kurz aufeinanderfolgenden Anfällen auftritt, sodass Sie kaum noch atmen können. Sie müssen husten, sobald Sie sich hinlegen und der Kopf das Kissen berührt.

➤ Ihre Beschwerden sind begleitet von:

Heiserkeit und rauer Stimme. Während der Hustenanfälle läuft das Gesicht blaurot an, sie enden mit Würgereiz, Erbrechen oder Hochwürgen von Schleim.

➤ Auslöser sind:

Eine Erkältungskrankheit oder eine Keuchhustenerkrankung.

➤ Ihre Beschwerden verschlimmern sich:

Nach Mitternacht, beim Hinlegen und Warmwerden im Bett sowie beim Trinken, Sprechen, Singen und Lachen.

➤ Ihre Beschwerden bessern sich:

Durch fortgesetzte Bewegung, Druck und an der frischen Luft.

MITTEL **DROSERA**

Empfohlene Potenzierung: D4–D12

Dosierung:	D4–D8	3 x täglich 5 Globuli
	D12	1 x täglich 5 Globuli

SIE LEIDEN AN:

Krampfartigem, erstickendem Husten, der anfallsweise auftritt und mit Würgen und Erbrechen von Schleim oder Mageninhalt endet.

➤ Ihre Beschwerden sind begleitet von:

Heiserkeit, Erstickungsgefühl und starker Schleimansammlung in den Bronchien, die das Atmen erschwert und rasselnde Atemgeräusche verursacht. Während der Hustenanfälle läuft das Gesicht bläulich an, ansonsten sind Sie blass und vom vielen Husten völlig erschöpft.

➤ Auslöser sind:

Eine Erkältungskrankheit oder eine Keuchhustenerkrankung.

➤ Ihre Beschwerden verschlimmern sich:

Bei feuchtem warmem Wetter, beim Gehen in kalter Luft, beim tief Einatmen und durch Liegen.

➤ Ihre Beschwerden bessern sich:

Im Freien bessert sich das Erstickungsgefühl.

MITTEL IPECACUANHA

Empfohlene Potenzierung: D4–D12

Dosierung:	D4–D8	3 x täglich 5 Globuli
	D12	1 x täglich 5 Globuli

SIE LEIDEN AN:

Heiserkeit mit tonloser Stimme oder Stimmverlust. Wenn Sie zu sprechen versuchen, müssen Sie husten.

➤ Ihre Beschwerden sind begleitet von:

Gereizten Schleimhäuten im Bereich des Rachens und Verschleimung im Kehlkopf. Deshalb müssen Sie ständig räuspern. Sie haben das Gefühl eines Splitters im Rachen, sind ängstlich, nervös, empfindsam und haben Furcht vor Menschen oder öffentlichen Auftritten. Sie verspüren ein starkes Verlangen nach Käse und Süßigkeiten, wobei Ihnen letztere aber gar nicht gut bekommen.

➤ Auslöser sind:

Überanstrengung der Stimme, beispielsweise durch Reden oder Singen.

➤ Ihre Beschwerden verschlimmern sich:

Durch Wärme, nachts, durch Aufregungen, durch Erwartungsspannung.

➤ Ihre Beschwerden bessern sich:

An der frischen Luft, durch Druck und Kälte.

MITTEL ARGENTUM NITRICUM

Empfohlene Potenzierung: D4–D12

Dosierung:	D4–D8	3–5 x täglich 5 Globuli
	D12	1 x täglich 5 Globuli

Herz-Kreislauf-Beschwerden

Herz-Kreislauf-Erkrankungen sind derzeit die häufigste Todesursache. Dazu trägt vor allem unsere moderne Lebensweise mit Stress, Hektik, Rauchen, Übergewicht, ungesunder Ernährungsweise mit zu viel Fett und Zucker bei gleichzeitigem Bewegungsmangel bei.

Die Gefäße verengen sich

Diese Faktoren begünstigen die Verkalkung der Herzkranzgefäße, die den Herzmuskel mit Sauerstoff und Nährstoffen versorgen müssen. Durch den gestörten Blutfluss kommt es zum Sauerstoffmangel, der sich als Herzschmerz, Engegefühl in der Brust und Atemnot bemerkbar macht. Verschließt sich ein Herzkranzgefäß plötzlich vollständig, sodass kein Blut mehr hindurch fließen kann, stirbt ein Teil des Herzmuskels ab – es kommt zum Herzinfarkt.

➤ Ärztliche Behandlung ist unerlässlich

Deshalb muss vorab nachdrücklich darauf hingewiesen werden, dass Diagnose und Behandlung aller Herz-Kreislauf-Beschwerden grundsätzlich in die Hand des Arztes gehören. Erst durch eingehende und gezielte Untersuchungen wird er sich ein Urteil über eine mögliche Gefährdung bilden und Sie entsprechend behandeln. Eine Selbstbehandlung darf deshalb nur nach Abklärung der Ursache der Beschwerden und möglichst in Absprache mit dem Arzt erfolgen.

Wenn der Arzt festgestellt hat, dass Ihren Beschwerden keine organische Ursache zugrunde liegt, eignen sich vor allem nervöse Herzbeschwerden und Kreislaufstörungen, die durch niederen Blutdruck verursacht sind, zur Selbstbehandlung mit Homöopathika. Ein hoher

Blutdruck muss immer – und vor allem rechtzeitig! – vom Arzt mit entsprechenden blutdrucksenkenden Medikamenten behandelt werden, um schwere Folgeschäden an den Blutgefäßen zu vermeiden. Hoher Blutdruck zählt zu den Risikofaktoren für Herzinfarkt.

➤ Oft sind es »nur« Nerven

Nervöse Herzbeschwerden sind im allgemeinen ungefährlich. Sie drücken sich meist durch die Symptome Herzschmerz, Herzstechen, Herzklopfen und Unregelmäßigkeiten des Herzschlags (z. B. Herzstolpern) aus, oft verbunden mit Ängstlichkeit, einem Engegefühl in der Brust oder einem Kloßgefühl im Hals. Die Funktionen des Herzens werden vom so genannten vegetativen Nervensystem gesteuert, deshalb können auch seelische Vorgänge am Herzen empfunden werden. Jeder hat schon erlebt, dass das Herz vor Angst heftig klopft oder ein Kummer »schwer auf dem Herzen« lastet. Ursachen nervöser Herzbeschwerden sind deshalb häufig seelische Belastungen, Stress, Sorgen, Kummer oder Angst. Im Allgemeinen treten nervöse Herzbeschwerden nicht unter körperlicher Belastung auf, sondern meist dann, wenn die Betroffenen zur Ruhe und zum Nachdenken kommen.

Vorsicht: Eine gefährliche Herzerkrankung, z. B. eine Verengung der Herzkranzgefäße oder eine schwerwiegende Herzrhythmusstörung, kann ganz ähnliche Symptome hervorrufen wie nervöse Herzbeschwerden. Deshalb sollten Sie vor der Selbstbehandlung immer den Arzt zu Rate ziehen. Die Diagnose eines nervösen Herzens kann nur dann gestellt werden, wenn der Arzt durch eine eingehende Untersuchung der Herz-Kreislauf-Funktionen eine organische Erkrankung des Herzens ausgeschlossen hat.

➤ Wenn der Blutdruck im Keller ist

Kreislaufschwäche wird häufig hervorgerufen durch niederen Blutdruck. Er ist im Allgemeinen weniger gefährlich als hoher Blutdruck, kann aber sehr lästige Beschwerden verursachen. Die Betroffenen fühlen sich dadurch oft müde, das morgendliche Aufstehen fällt schwer, und es dauert meist längere Zeit, bis sie überhaupt »in Gang kommen«. Häufig sind sie wetterfühlig, haben leicht Kopfschmerzen, und beim plötzlichen Aufstehen aus dem Liegen, aus der Hocke oder längerem Sitzen wird ihnen schwindlig oder schwarz vor den Augen. Ein hoher Blutdruck kann gleichfalls Kreislaufprobleme bereiten – seine Behandlung gehört allerdings immer in die Hand des Arztes (siehe Seite 93).

Vorsicht: Eine Herzschwäche, bestimmte Stoffwechselerkrankungen und hormonelle Entgleisungen können niedrigen Blutdruck hervorrufen. Auch andere schwere Allgemeinerkrankungen können davon begleitet sein. Bei heftigen, anhaltenden oder immer wiederkehrenden Beschwerden sowie bei der Neigung zum vollständigen Kreislaufzusammenbruch sollten Sie deshalb immer Ihren Arzt zu Rate ziehen und die Ursache abklären lassen.

Nervöse Herzbeschwerden

SIE LEIDEN AN:

Nervösen Herzbeschwerden mit brennenden Schmerzen im linken Brustbereich und heftigem Herzklopfen, das oft auch nachts auftritt. Sie schrecken deswegen manchmal aus dem Schlaf hoch, mit dem Gefühl zu ersticken.

➤ Ihre Beschwerden sind begleitet von:

Großer Ängstlichkeit und Unruhe oder sogar solch starker Todesangst, dass der Schweiß ausbricht. Sie haben Atemnot, Ihr Gesicht ist gerötet und heiß, das Herz klopft so stark, als würde es zerspringen.

➤ Auslöser sind:

Keine nennenswerten Auslöser bekannt.

➤ Ihre Beschwerden verschlimmern sich:

Durch Bewegung, beim Treppensteigen und Bergaufsteigen, bei windigem Wetter und Tieflage des Kopfes sowie um Mitternacht und nach dem Schlaf.

➤ Ihre Beschwerden bessern sich:

Beim Abwärtsgehen und Liegen in horizontaler Lage oder beim Aufsitzen.

MITTEL SPONGIA MARINA TOSTA

Empfohlene Potenzierung: D4–D12

Dosierung:	D4–D8	3–5 Globuli bei Bedarf bis zu 3–5 mal täglich
	D12	1 x täglich 5 Globuli

SIE LEIDEN AN:

Heftigem Herzklopfen und Herzschmerzen, wobei die Missempfindungen in den linken Arm ausstrahlen und so intensiv sind, dass Sie aufschreien möchten.

➤ Ihre Beschwerden sind begleitet von:

Gesichtsblässe und einem Einschnürungsgefühl der Brust (»wie von einem eisernen Band«). Sie haben das Empfinden, als wäre die Brust mit Drähten gefesselt, die immer enger zugezogen werden. Es erfasst Sie deshalb ein banges Gefühl und Furcht vor dem Tod. Sie sind traurig und niedergeschlagen.

➤ Auslöser sind:

Starke Sonneneinstrahlung oder Feuchtigkeit, auch Liebeskummer kommt als Auslöser in Frage.

➤ Ihre Beschwerden verschlimmern sich:

Nachts, beim Liegen auf der linken Seite, beim Gehen und bei Anstrengung.

➤ Ihre Beschwerden bessern sich:

Im Freien und beim Liegen auf der rechten Seite.

MITTEL CACTUS GRANDIFLORUS

Empfohlene Potenzierung: D4–D12

Dosierung:	D4–D8	3–5 Globuli bei Bedarf bis zu 3–5 mal täglich
	D12	1 x täglich 5 Globuli

SIE LEIDEN AN:

Anfallsweise auftretendem heftigem Herzklopfen oder Herzstolpern und einem stechenden oder drückenden Schmerz in der Herzgegend. Er fühlt sich an, als würde das Herz zerquetscht. Die Missempfindungen strahlen manchmal in einen oder beide Arme aus.

➤ Ihre Beschwerden sind begleitet von:

Ängstlichkeit, Atemnot sowie einem Schmerz- und Engegefühl im Bereich der linken Brust. Sie müssen sich aufsetzen, um die Beschwerden zu erleichtern. Sie sind äußerst berührungsempfindlich und frösteln, wobei regelrechte Kälteschauer über den ganzen Körper laufen. Möglicherweise fällt Ihnen auch ein fauliger Mundgeruch auf.

➤ Auslöser sind:

Kälte oder zu starker Nikotinkonsum.

➤ Ihre Beschwerden verschlimmern sich:

Morgens, durch Berührung, Erschütterung und Geräusche, beim Hinsetzen und Vorbeugen der Brust, bei Wetterwechsel, besonders bei stürmischer Witterung.

➤ Ihre Beschwerden bessern sich:

Beim Liegen auf der rechten Seite und mit erhöhtem Kopf sowie beim tief Einatmen.

MITTEL SPIGELIA ANTHELMIA

Empfohlene Potenzierung: D4–D12

Dosierung:	D4–D8	3–5 Globuli bei Bedarf bis zu 3–5 mal täglich
	D12	1 x täglich 5 Globuli

SIE LEIDEN AN:

Schmerzen in der Herzgegend oder unter dem Schlüsselbein, verbunden mit unregelmäßigem, schwachem Herzschlag, der hin und wieder aussetzt.

➤ Ihre Beschwerden sind begleitet von:

Erschöpfung, Engegefühl in der Brust, unregelmäßiger Atmung und Atemnot, die bei der geringsten Anstrengung auftritt, sowie schlechter Durchblutung mit kalten Händen und Füßen. Sie sind reizbar, leicht verärgert, niedergeschlagen und machen sich oft übermäßige Sorgen.

➤ Auslöser sind:

Eine beginnende oder vorübergehende Herzschwäche, beispielsweise nach einer längeren Erkrankung oder einem Infekt.

➤ Ihre Beschwerden verschlimmern sich:

Im warmen Zimmer und in stickiger Luft.

➤ Ihre Beschwerden bessern sich:

Beim Ausruhen, wenn es still ist und in frischer Luft.

MITTEL CRATAEGUS

Empfohlene Potenzierung: Urtinktur oder D1–D2

Dosierung: 3–5 x täglich 5 Tropfen in etwas Wasser

SIE LEIDEN AN:

Plötzlich einsetzendem Herzstechen, verbunden mit anfallsartigem, heftigem Herzklopfen, wobei sich die Beschwerden rapide verstärken.

➤ Ihre Beschwerden sind begleitet von:

Großer Unruhe, Ängstlichkeit oder sogar Panikattacken. Sie haben Todesangst und glauben sterben zu müssen. Sie verspüren ein Engegefühl in der Brust, sind kurzatmig und können nur oberflächlich atmen. Ihr Gesicht ist heiß und rot, der Puls hart, rasch und fadenförmig. Sie fühlen sich gleichzeitig erschöpft und abgeschlagen.

➤ Auslöser sind:

Schreck, Aufregung, ein Schockerlebnis oder kalter Wind.

➤ Ihre Beschwerden verschlimmern sich:

Durch Liegen auf der Seite, im stickigen warmen Zimmer und beim Aufstehen oder Aufsetzen.

➤ Ihre Beschwerden bessern sich:

Beim Liegen auf dem Rücken und an der frischen Luft.

MITTEL ACONITUM

Empfohlene Potenzierung: D8–D12

Dosierung:	D8	bei Bedarf bis zu 3 x täglich 5 Globuli
	D12	1 x täglich 5 Globuli

Kreislaufschwäche

SIE LEIDEN AN:

Kreislaufschwäche mit Frösteln, starker Übelkeit, Gesichtsblässe, bläulichen Lippen, Ausbruch kalten Schweißes und der Neigung, ohnmächtig zu werden.

➤ Ihre Beschwerden sind begleitet von:

Benommenheit, großer Erschöpfung und dem Gefühl, alle Kräfte würden schwinden, selbst das Atmen fällt Ihnen schwer. Sie empfinden ein Kältegefühl des ganzen Körpers, sogar Zunge, Mund und Atem sind kalt. Ferner haben Sie eine eiskalte, schlecht durchblutete, möglicherweise sogar bläulich verfärbte Haut.

➤ Auslöser sind:

Ein niederer Blutdruck, z. B. im Rahmen einer Infektionskrankheit, Schwäche nach Verletzung oder Operation, Kreislaufprobleme durch Ärger und kalte Luft.

➤ Ihre Beschwerden verschlimmern sich:

Durch Bewegung, nachts, durch Kälte, kalte Luft und Berührung.

➤ Ihre Beschwerden bessern sich:

Durch Wärme, allerdings wollen Sie sich trotz des Kältegefühls nicht zudecken.

MITTEL CAMPHORA

Empfohlene Potenzierung: D1–D3

Dosierung: im Akutfall stündlich 2–3 Tropfen mit etwas Wasser einnehmen

SIE LEIDEN AN:

Plötzlich auftretender Kreislaufschwäche mit Blässe, Ausbruch kalten Schweißes und der Neigung zur Ohnmacht.

➤ Ihre Beschwerden sind begleitet von:
Durchfall, Schwäche und extremem Kältegefühl; die Haut fühlt sich tatsächlich auch eiskalt an und ist bläulich verfärbt. Sie frösteln und verlangen nach Wärme.

➤ Auslöser sind:
Niederer Blutdruck, Aufregungen oder eine Durchfallerkrankung.

➤ Ihre Beschwerden verschlimmern sich:
Nachts, durch feuchtes und kaltes Wetter, durch Anstrengung und Aufregung.

➤ Ihre Beschwerden bessern sich:
Durch Wärme, Ruhe und horizontale Lage.

MITTEL VERATRUM ALBUM

Empfohlene Potenzierung: D4–D12

Dosierung: Im Akutfall: D4–D8
stündlich bis zu 5-mal täglich 5 Globuli

Ansonsten auch D12 einmal täglich 5 Globuli

Verdauungsstörungen

Die Verdauung ist ein komplexer Vorgang, an dem Magen und Darm, aber auch Leber, Galle und Bauchspeicheldrüse beteiligt sind. Diese großen Verdauungsorgane bilden die nötigen Fermente und Sekrete, um die Nahrungsbestandteile aufzuschließen. Nur so können sie vom Darm aufgenommen werden.

Eine häufige »Schwachstelle«

Eine Schwäche dieser Organe wirkt sich deshalb die Verdauungsfunktionen aus. Zu den häufigen Ursachen für Verdauungsstörungen zählen ferner Infektionen des Magen-Darm-Kanals mit Viren, Bakterien oder Pilzen. Auch unsere moderne Lebensweise, mit vielfach unausgewogener Ernährung oder unregelmäßigen, hastigen Mahlzeiten, begünstigt die Entstehung von Verdauungsproblemen.
Die Funktionen der Verdauungsorgane werden vom so genannten vegetativen oder unwillkürlichen Nervensystem gesteuert. Deshalb können sich Stress und seelische Probleme auch auf die Verdauung auswirken. So bekommen beispielsweise manche Menschen Übelkeit und Magendrücken vor einer Prüfung oder einem anderen aufregenden Ereignis.
Verdauungsstörungen können sich durch ganz unterschiedliche Symptome wie Übelkeit, Erbrechen, Magenschmerzen, Blähungen, Verstopfung oder Durchfall ausdrücken. Diese Symptome können isoliert auftreten, sehr häufig sind sie aber miteinander vergesellschaftet.
Insbesondere andauernde Blähungen und chronische Verstopfung, aber auch Erkrankungen der Leber und Galle können darüber hinaus die Entwicklung von Hämorrhoiden fördern.

➤ Übelkeit hat viele Ursachen

Übelkeit und Erbrechen werden häufig durch eine akute oder chronische Magenschleimhautentzündung ausgelöst. Auch verdorbene oder unbekömmliche Nahrung kann dazu führen. In diesen Fällen ist das Erbrechen eine Abwehrreaktion des Körpers, um die schädlichen Stoffe rasch wieder loszuwerden. Weitere Ursachen sind zu reichliche, schwere oder fette Mahlzeiten, zu viel Kaffee, Alkohol oder Zigaretten. Auch Migräne oder Schwindel gehen manchmal mit Übelkeit und Erbrechen einher. Sollte dies der Fall sein, schlagen Sie bei der Suche nach einem passenden Homöopathikum bitte in dem entsprechenden Kapitel auf Seite 33ff. nach.

Vorsicht: Übelkeit und Erbrechen können auch Begleitsymptom von Erkrankungen der Leber, der Galle oder der Bauchspeicheldrüse sein. In diesen Fällen ist in aller Regel ärztliche Hilfe erforderlich. Treten Übelkeit und Erbrechen nach einem Unfall oder einem Schlag auf den Kopf auf, kann es sich um eine Gehirnerschütterung handeln.
Besondere Vorsicht ist bei Kindern geboten, vor allem wenn sie Fieber haben, apathisch sind und das Allgemeinbefinden stark beeinträchtig ist. Bei sehr heftigen oder anhaltenden Beschwerden sollten Sie immer Ihren Arzt aufsuchen.

➤ Der »nervöse« Magen

Magenschmerzen und Sodbrennen beruhen häufig auf »nervösen« Störungen mit überschießender Säureproduktion und Verkrampfungen der Magenwände während des Verdauungsvorgangs. Sodbrennen entsteht, wenn Magensäure mit den empfindlicheren Schleimhäuten der Speiseröhre in Berührung kommt.

Begünstigt werden Sodbrennen und Magenschmerzen durch fette oder schwer verdauliche Nahrung, insbesondere aber durch den Genuss von alkoholischen Getränken, Kaffee und Nikotin. Diese Einflüsse reizen nämlich die Magenschleimhaut und regen die Bildung von Salzsäure an. Magenschmerzen kann ferner eine akute oder chronische Entzündung der Magenschleimhaut zugrunde liegen. Mitunter können anhaltende Magenschmerzen auch auf einer Infektion mit bestimmten Bakterien beruhen (Helicobacter pylori), die in aller Regel ärztlicher Behandlung bedarf.

Vorsicht: Wenn Sie unter sehr häufigem Sodbrennen leiden, das auch nachts auftritt oder wenn gleichzeitig Herzbeschwerden, Husten oder Störungen beim Schlucken bestehen, sollten Sie Ihren Arzt aufsuchen. Hinter andauernden oder wiederkehrenden Magenschmerzen kann sich auch ein Magengeschwür verbergen, das unter Umständen bedrohliche Folgen haben kann. Sie sollten deshalb bei anhaltenden Beschwerden besser einen Arzt aufsuchen.

➤ Durchfall – meist ist eine Infektion schuld

Durchfall und Brechdurchfall werden am häufigsten durch eine Infektion mit Viren oder Bakterien ausgelöst. Die Darmschleimhaut sondert dann vermehrt Flüssigkeit ab und die peristaltischen Darmbewegungen nehmen zu. Dadurch kommt es zu häufigen, meist wässrigen oder breiigen Stühlen. Auch nervöse Störungen oder eine Schwäche der Verdauungsorgane können Durchfall hervorrufen. Andere Ursachen sind Überempfindlichkeit gegen bestimmte Nahrungsmittel (Nahrungsmittelallergie) oder eine chronische Entzündung der Darmschleimhaut.

Vorsicht: Wenn ein Durchfall länger als zwei bis drei Tage dauert, sollten Sie zum Arzt, damit eine schwere bakterielle Infektion oder eine chronisch-entzündliche Darmerkrankung ausgeschlossen werden kann. Das gleiche gilt, wenn Sie Blutbeimengungen im Stuhl bemerken. Besonders vorsichtig müssen Sie sein, wenn Kleinkinder und Säuglinge an Durchfall erkranken, da der Flüssigkeitsverlust bei ihnen sogar lebensbedrohlich werden kann.

➤ Gase treiben den Darm auf

Blähungen und Bauchschmerzen sind in vielen Fällen durch nervöse oder so genannte funktionelle Störungen der Darmperistaltik bedingt. Sie können sehr lästig sein und häufig sogar zu heftigen Schmerzzuständen im Bauchraum führen.

Blähungen entstehen durch vermehrte Gasbildung im Darm. Der Bauch ist dann aufgetrieben oder schmerzt, und es gehen vermehrt Winde ab. Auch eine Schwäche der Verdauungsorgane, zu hastiges Essen, Schlucken von Luft oder oder eine Darmreizung durch Unverträglichkeit bestimmter Nahrungsmittel können Bauchschmerzen und Blähungen hervorrufen.

➤ Nichts geht mehr?

Verstopfung beruht auf einer Darmträgheit. Ursache ist meist unsere überwiegend sitzende Lebensweise mit ballaststoffarmer Kost und einem mangelnden Ausgleich durch körperliche Bewegung. Ein anderer Grund kann eine zu geringe Flüssigkeitsaufnahme sein. Insbesondere ältere Menschen neigen dazu, zu wenig trinken. Darmträgheit kann mitunter auch konstitutioneller Natur sein und durch seelische Belastungen gefördert werden.

Vorsicht: Bei sehr heftigen oder anhaltenden Schmerzen ebenso wie bei anhaltender Verstopfung sollten Sie einen Arzt aufsuchen. Denn auch schwere Erkrankungen der Bauchorgane können mit Schmerz und Aufgetriebenheit des Bauches einhergehen. Umgehend müssen Sie zum Arzt, wenn Ihr Bauch schmerzt, bretthart ist und weder Winde noch Stuhl abgehen.

➤ Venenstau verursacht Hämorrhoiden

Hämorrhoiden sind durch Blutstauungen der Venen im Bereich des Enddarms bedingt. Normalerweise unterstützen diese Blutgefäße die Funktion des Schließmuskels. Bei ständigen Verdauungsstörungen, insbesondere Blähungen und Verstopfung besteht die Gefahr, dass diese Venen sich erweitern. Sie können sich dann leicht entzünden oder bluten, aber auch erhebliche Schmerzen verursachen.

Vorsicht: Bei schweren oder häufigen Entzündungen können Abszesse oder Fisteln entstehen. Blutende Hämorrhoiden bedürfen immer der ärztlichen Abklärung, da auch schwere Erkrankungen mit diesem Symptom verbunden sein können.

➤ Die Beschwerden genau analysieren

Wie Sie ein homöopathisches Arzneimittel für die hier aufgeführten Beschwerden finden können, ist auf den folgenden Seiten beschrieben. Allerdings sollte vorher geklärt sein, dass es sich um eine leichtere Störung handelt, die selbst behandelt werden darf. Bitte achten Sie bei der Suche nicht nur auf das jeweilige Symptom, sondern auch auf die begleitenden Beschwerden (Näheres hierzu finden Sie auf Seite 16ff.).

Übelkeit und Erbrechen

SIE LEIDEN AN:

Übelkeit und Brechreiz, verbunden mit Appetitlosigkeit, Frösteln und allgemeinem Kältegefühl. Möglicherweise haben Sie auch einen »Kater« nach einer durchzechten Nacht.

➤ Ihre Beschwerden sind begleitet von:

Gereizter Stimmung, Sie wollen Ihre Ruhe haben, sind übellaunig und überaus empfindlich gegen Geräusche. Sogar der Laut von Schritten und Stimmen geht Ihnen auf die Nerven.

➤ Auslöser sind:

Stress, Ärger, Überarbeitung, Schlafmangel, übermäßiger Konsum von Genussmitteln wie Kaffee, Alkohol und Zigaretten, oder auch die Einnahme von Medikamenten, die Sie nicht vertragen haben.

➤ Ihre Beschwerden verschlimmern sich:

Morgens, durch Kälte, Geräusche, Hektik und Ärger.

➤ Ihre Beschwerden bessern sich:

Durch Wärme, Ruhe, abends und durch kurzen Schlaf.

MITTEL **NUX VOMICA**

Empfohlene Potenzierung: D4–D12

Dosierung:	D4–D8	3–5 x täglich 5 Globuli
	D12	1 x täglich 5 Globuli

SIE LEIDEN AN:

Übelkeit und Erbrechen, verbunden mit großem Durst auf eiskalte Getränke, die aber sofort wieder erbrochen werden, sobald sie sich im Magen erwärmt haben.

➤ Ihre Beschwerden sind begleitet von:

Schwäche mit Neigung zur Ohnmacht, saurem Aufstoßen, stechenden, brennenden oder drückenden Magenschmerzen und nervöser Ängstlichkeit, insbesondere der Furcht, an einer schweren Erkrankung zu leiden. Plötzliche laute Geräusche lassen Sie hochschrecken und flößen Ihnen Furcht ein.

➤ Auslöser sind:

Nervöse Anspannung, Zorn, Kummer oder Sorgen.

➤ Ihre Beschwerden verschlimmern sich:

Durch körperliche oder geistige Anstrengung, den Genuss heißer Speisen und Getränke, durch laute Geräusche sowie zwischen Sonnenuntergang und Mitternacht. Wenn Sie die Hände in kaltes Wasser tauchen, verstärkt sich die Übelkeit.

➤ Ihre Beschwerden bessern sich:

Durch Entspannung, Ruhe, Schlaf und Liegen auf der rechten Seite.

MITTEL PHOSPHORUS (GELBER PHOSPHOR)

Empfohlene Potenzierung: D6–D12

Dosierung:	D6–D8	2–3 mal täglich 5 Globuli
	D12	1 mal täglich 5 Globuli

SIE LEIDEN AN:

Andauernder Übelkeit bis zum Erbrechen, verbunden mit vermehrtem Speichelfluss. Die Übelkeit wird durch das Erbrechen nicht gelindert.

➤ Ihre Beschwerden sind begleitet von:

Husten, ständigem Würgen und heftigen Verkrampfungen in Magen oder Brust. Das Erbrochene kann grün gefärbt sein. Im Gegensatz zu vielen anderen Magenerkrankungen ist die Zunge nicht belegt.

➤ Auslöser sind:

Stresssituationen, Ärger oder Empörung, aber auch Ernährungsfehler, vor allem der Verzehr schwer verdaulicher Nahrung.

➤ Ihre Beschwerden verschlimmern sich:

Im Liegen, aber auch bei Bewegung und beim Autofahren sowie beim Anblick sich bewegender Gegenstände.

➤ Ihre Beschwerden bessern sich:

Keine besonderen Merkmale.

MITTEL IPECACUANHA (BRECHWURZEL)

Empfohlene Potenzierung D4–D12

Dosierung:	D4–D8	2–3 mal täglich 5 Globuli
	D12	1 mal täglich 5Globuli

SIE LEIDEN AN:

Übelkeit und Erbrechen, wobei die Beschwerden kurze Zeit nach dem Essen auftreten, verbunden mit Aufstoßen, Magendrücken und einem klebrigen oder pappigen Mundgeschmack.

➤ Ihre Beschwerden sind begleitet von:

Tränenreicher Stimmungslage. Sie haben das Verlangen zu weinen, möchten nicht alleine sein, sondern wünschen sich Trost und Zuwendung. Sie haben kaum Durst und eine starke Abneigung gegen fettes Essen.

➤ Auslöser sind:

Seelische Aufregungen, Diätfehler (vor allem Durcheinanderessen) oder der Genuss von zu viel Fett, Eis oder kalten Getränken. Bei Frauen kommen auch Hormonschwankungen oder das Einsetzen der monatlichen Regelblutung als Auslöser in Frage.

➤ Ihre Beschwerden verschlimmern sich:

Im warmen Zimmer, in stickiger Luft, durch Sonneneinstrahlung und fette Speisen.

➤ Ihre Beschwerden bessern sich:

Durch Zuspruch und Trost und wenn die Tränen fließen dürfen. Auch frische Luft, kühle Anwendungen und leichte Bewegung lindern die Symptome.

MITTEL **PULSATILLA PRATENSIS**

Empfohlene Potenzierung D4–D12

Dosierung:	D4–D8	2–3 mal täglich 5 Globuli
	D12	1 mal täglich 5Globuli

Magenschmerzen und Sodbrennen

SIE LEIDEN AN:

Nervösen Magenbeschwerden mit Sodbrennen, krampfartigen Schmerzen, möglicherweise verbunden mit Übelkeit oder Erbrechen und einem Leeregefühl im Magen.

➤ Ihre Beschwerden sind begleitet von:

Erschöpfung, Reizbarkeit sowie Gedächtnis- und Konzentrationsschwäche. Sie haben das Gefühl, als würde ein Pflock oder Pfropfen im Magen oder in der Speiseröhre stecken. Sie reagieren selbst bei Kleinigkeiten aufbrausend und sind dann vielleicht sogar boshaft gegenüber ihren Mitmenschen.

➤ Auslöser sind:

Eine Magenschleimhautentzündung, Ärger, Aufregung, geistige Anstrengung oder Erwartungsangst beispielsweise vor einer Prüfung..

➤ Ihre Beschwerden verschlimmern sich:

Morgens sowie von abends bis Mitternacht.

➤ Ihre Beschwerden bessern sich:

Durch Essen, aber nur vorübergehend. Nach etwa zwei Stunden kehren die Schmerzen wieder.

MITTEL **ANACARDIUM**

Empfohlene Potenzierung D4–D12

Dosierung:	D4–D8	2–3 mal täglich 5 Globuli
	D12	1 mal täglich 5 Globuli

SIE LEIDEN AN:

Magenschmerzen und Sodbrennen, verbunden mit Kopfschmerz (auch »Katerkopfschmerz«) und Frösteln.

➤ Ihre Beschwerden sind begleitet von:

Überaus gereizter Stimmung, Sie wollen Ihre Ruhe haben und sind sehr empfindlich gegen Geräusche. Vor allem der Laut von Schritten, Geschrei und Stimmen gehen Ihnen schrecklich auf die Nerven.

➤ Auslöser sind:

Stress, Ärger, Überarbeitung, Schlafmangel, übermäßiger Konsum von Genussmitteln wie Kaffee, Alkohol und Zigaretten, möglicherweise auch die Einnahme von Medikamenten, die den Magen angegriffen haben.

➤ Ihre Beschwerden verschlimmern sich:

Morgens, durch Kälte, Geräusche, Hektik und Ärger.

➤ Ihre Beschwerden bessern sich:

Durch Wärme, Ruhe, kurzen Schlaf und abends.

MITTEL NUX VOMICA

Empfohlene Potenzierung: D4–D12

Dosierung:	D4–D8	3–5 x täglich 5 Globuli
	D12	1 x täglich 5-6 Globuli

Durchfall und Brechdurchfall

SIE LEIDEN AN:

Heftigem Brechdurchfall mit brennenden Bauchschmerzen und mit großem Durst auf kalte Getränke, die aber am liebsten in kleinen Schlucken getrunken werden.

➤ Ihre Beschwerden sind begleitet von:

Großer Ängstlichkeit, Unruhe und Furcht vor dem Tod. Deswegen möchten Sie nicht gern allein sein, sondern jemand um sich haben, der Ihnen im Notfall Hilfe leisten kann.

➤ Auslöser sind:

Eine Infektion, eine Lebensmittelvergiftung, der Genuss von unreifem Obst oder auch Alkohol.

➤ Ihre Beschwerden verschlimmern sich:

Durch Kälte, kalte Getränke, um Mitternacht und beim Alleinsein. Auch der Anblick oder allein der Geruch von Speisen verschlimmert die Beschwerden.

➤ Ihre Beschwerden bessern sich:

Durch Wärme und heiße Getränke sowie beim Liegen mit erhöhtem Kopf,

MITTEL ARSENICUM ALBUM

Empfohlene Potenzierung: D4–D12

Dosierung:	D4–D8	3–5 x täglich 5 Globuli
	D12	1 x täglich 5 Globuli

SIE LEIDEN AN:

Brechdurchfall, verbunden mit wässrigen Stühlen, krampfartigen Bauchschmerzen und einer enormen Kreislaufschwäche, die besonders während oder nach dem Erbrechen bzw. Durchfall auftritt und bis zum Kollaps führen kann.

➤ Ihre Beschwerden sind begleitet von:

Einem eisigen Kältegefühl des ganzen Körpers mit Frösteln, großer Erschöpfung und der Neigung, ohnmächtig zu werden. Ihr Gesicht ist auffallend blass und die Haut bläulich verfärbt. Sie fühlt sich auch eiskalt an. Wegen der großen Schwäche bricht leicht kalter Schweiß aus.

➤ Auslöser sind:

Eine Virusinfektion, vor allem wenn sie während des Sommers auftritt. Auch seelische Aufregungen, die Sie stark belastet haben, kommen als Auslöser in Frage.

➤ Ihre Beschwerden verschlimmern sich:

Nachts, durch Bewegung, Anstrengung und Kälte.

➤ Ihre Beschwerden bessern sich:

Durch Wärme, Ruhe und horizontale Lage,

MITTEL VERATRUM ALBUM

Empfohlene Potenzierung D4–D12		
Dosierung:	D4–D8	3–5 mal täglich 5 Globuli
	D12	1 mal täglich 5 Globuli

SIE LEIDEN AN:

Häufigem Durchfall, mit heftigem, manchmal krampfartigem Stuhldrang, der Sie schon in den frühen Morgenstunden oder sogar nachts aus dem Bett treibt.

➤ Ihre Beschwerden sind begleitet von:

Rötung, Jucken und Wundsein des Darmausgangs. Sie haben Heißhunger gegen 11 Uhr morgens und ein flaues Leeregefühl im Magen. Ihr Bauch kollert vor jedem Stuhlgang. Der Stuhl ist wässrig, enthält unverdaute Bestandteile und riecht faulig oder säuerlich.

➤ Auslöser sind:

Diätfehler, besonders wenn Sie zu fette oder stark gewürzte Speisen verzehrt haben, Unverträglichkeit von Milch sowie möglicherweise ein vorangegangener Hautausschlag, der medikamentös unterdrückt wurde.

➤ Ihre Beschwerden verschlimmern sich:

Durch warme Anwendungen, durch Trinken von Milch, zwischen 5 und 9 Uhr morgens.

➤ Ihre Beschwerden bessern sich:

Durch frische Luft, warmes, trockenes Wetter und durch warmes Essen.

MITTEL **SULFUR**

Empfohlene Potenzierung D4–D12

Dosierung:	D4–D8	3–5 mal täglich 5 Globuli
	D12	1 mal täglich 5 Globuli

Blähungen und Bauchschmerzen

SIE LEIDEN AN:

Heftigen Blähungen, die meistens erst am späteren Nachmittag auftreten, verbunden mit Rumpeln, Kollern und dem Gefühl ständiger Gärung im Bauch.

➤ Ihre Beschwerden sind begleitet von:

Völlegefühl oft schon nach kleinen Mahlzeiten, einem aufgetriebenem Leib und Müdigkeit, die immer nach dem Essen auftritt. Appetit haben Sie meist erst in den späteren Abendstunden oder auch nachts. Während des Essens werden Sie meist erst richtig hungrig, manchmal sind Sie aber – trotz großen Hungergefühls – schon nach wenigen Bissen satt. Sie haben Verlangen nach warmen Speisen und Getränken.

➤ Auslöser sind:

Verdauungsschwäche, Nervosität oder Anspannung.

➤ Ihre Beschwerden verschlimmern sich:

Zwischen 16 und 20 Uhr, durch Hitze, im warmen Zimmer, durch Bettwärme und enge Kleidung,

➤ Ihre Beschwerden bessern sich:

Durch Bewegung, frische Luft, durch Abkühlung des Körpers, durch warme Speisen und Getränke.

MITTEL **LYCOPODIUM**

Empfohlene Potenzierung D4–D12

Dosierung:	D4–D8	2–3 mal täglich 5 Globuli
	D12	1 mal täglich 5 Globuli

SIE LEIDEN AN:

Ständigen oder immer wiederkehrenden schmerzhaften Blähungen mit Aufstoßen und Völlegefühl. Die Beschwerden treten nach jedem Essen auf, sogar wenn Sie nur leichte, gut verdauliche Kost zu sich genommen haben.

➤ Ihre Beschwerden sind begleitet von:

Aufstoßen, Erschöpfung, einem großen Schwächegefühl und Ängstlichkeit. Sie verspüren ein allgemeines Kältegefühl und bemerken eine schlechte Durchblutung vor allem des Gesichts, der Arme und der Beine. Diese weisen eine bläuliche Verfärbung auf, und die Haut fühlt sich kalt an. Es besteht Verlangen nach salzigen, sauren oder süßen Speisen sowie nach Kaffee.

➤ Auslöser sind:

Zu reichliche oder fettreiche Mahlzeiten oder ein zu spät eingenommenes Abendessen.

➤ Ihre Beschwerden verschlimmern sich:

Abends, im Liegen, durch Essen, insbesondere fette Speisen sowie durch feuchtwarmes Wetter.

➤ Ihre Beschwerden bessern sich:

Wenn Sie Aufstoßen können sowie durch kühle, frische Luft.

MITTEL CARBO VEGETABILIS

Empfohlene Potenzierung D4–D12

Dosierung:	D4–D8	2–3 mal täglich 5 Globuli
	D12	1 mal täglich 5–6 Globuli

SIE LEIDEN AN:

Heftigen, kneifenden oder kolikartigen Bauchschmerzen, die plötzlich begonnen haben und so quälend sind, dass Sie sich zusammenkrümmen, umhergehen oder sich über einen Stuhl lehnen müssen, um sie überhaupt ertragen zu können.

➤ Ihre Beschwerden sind begleitet von:

Weinerlicher Stimmung, Jammern, und Stöhnen. Sie sind außerdem sehr reizbar und empfindlich. Sie haben möglicherweise auch Schweißausbrüche, Blähungen oder Durchfall.

➤ Auslöser sind:

Ärger, Zorn, Empörung oder eine Kränkung, aber auch Kälte mit Durchnässung oder eine Darminfektion können die Beschwerden verursacht haben.

➤ Ihre Beschwerden verschlimmern sich:

Durch Ärger, Schreck, Kälte und Empörung.

➤ Ihre Beschwerden bessern sich:

Durch Liegen auf der rechten oder auf der schmerzhaften Seite sowie im Liegen mit angezogenen Beinen. Auch wenn Sie eine heiße Wärmflasche oder etwas Hartes fest gegen den Bauch drücken, lassen die Schmerzen nach.

MITTEL **COLOCYNTHIS**

Empfohlene Potenzierung D4–D12

Dosierung:	D4–D8	3–5 mal täglich 5 Globuli
	D12	1 mal täglich 5 Globuli

Verstopfung

SIE LEIDEN AN:

Verstopfung aufgrund einer Verkrampfung des Schließmuskels. Obwohl Sie eigentlich deutlichen oder sogar heftigen Stuhldrang verspüren, gehen nur geringe Mengen oder überhaupt kein Stuhl ab.

➤ Ihre Beschwerden sind begleitet von:
Nervöser, gereizter Stimmung. Sie werden leicht ärgerlich, wollen Ihre Ruhe haben und sind überaus empfindlich gegen Geräusche.

➤ Auslöser sind:
Übermäßiger oder häufiger Konsum von Genussmitteln wie Kaffee, Nikotin oder Alkohol. Auch Überarbeitung und Stress, eine überwiegend sitzende Lebensweise oder der Missbrauch von Medikamenten, insbesondere Abführmitteln können die Gründe für Ihre Beschwerden sein.

➤ Ihre Beschwerden verschlimmern sich:
Morgens, durch enge Kleidung, durch Hektik und geistige Anspannung.

➤ Ihre Beschwerden bessern sich:
Abends, durch Ruhe, Wärme und kurzen Schlaf.

MITTEL **NUX VOMICA**

Empfohlene Potenzierung D4–D12

Dosierung:	D4–D8	2–3 mal täglich 5 Globuli
	D12	1 mal täglich 5 Globuli

SIE LEIDEN AN:

Verstopfung mit aufgetriebenem Bauch und dem Gefühl, als würde ein Pflock oder eine Kugel im Enddarm stecken. Trotz vergeblichem Pressen geht kaum Stuhl, sondern nur Winde und Schleim ab. Wenn Stuhl ausgeschieden werden kann, so ist er hart und knollig.

➤ Ihre Beschwerden sind begleitet von:

Blähungen und Kollern im Bauch, das besonders nach dem Essen auftritt. Möglicherweise machen sich auch schmerzhaft stechende Hämorrhoidalknoten am Enddarm bemerkbar. Enge Kleidung um den Leib vertragen Sie überhaupt nicht. Ihre Stimmung ist depressiv, Sie möchten am liebsten weinen, lehnen es aber ab, bemitleidet zu werden.

➤ Auslöser sind:

Aufregungen, Ärger, Bewegungsmangel oder möglicherweise ein Gallensteinleiden. Bei Frauen kann die monatliche Regelblutung die Beschwerden auslösen.

➤ Ihre Beschwerden verschlimmern sich:

Durch Kälte, Ärger und Aufregung.

➤ Ihre Beschwerden bessern sich:

Durch Bewegung und ausdauernde sportliche Betätigung, durch Wärme und kurzen Schlaf.

MITTEL SEPIA

Empfohlene Potenzierung D4–12

Dosierung:	D4–D8	2 mal täglich 5 Globuli
	D12	1 mal täglich 5 Globuli

SIE LEIDEN AN:

Verstopfung mit äußerst schwierigem Stuhlgang.
Der ausgeschiedene Stuhl weist meist eine harte und knotige Konsistenz auf, aber selbst wenn er weich ist, geht er nur mühevoll ab. Sie haben das Gefühl, als sei der Enddarm kraftlos oder gelähmt. Wenn es gelingt, etwas auszuscheiden, kann es vorkommen, dass der Stuhl wieder in den Enddarm zurückschlüpft.

➤ Ihre Beschwerden sind begleitet von:

Aufgetriebenheit des Bauches sowie Brennen, Jucken und Stechen oder zusammenschnürendem Schmerz in der Analregion. Möglicherweise treten auch Hämorrhoidalprobleme auf. Abgesehen davon sind Sie empfindlich gegen kalte Luft, besonders am Kopf.

➤ Auslöser sind:

Konstitutionelle Darmträgheit, geistige Überanstrengung, Schreck.

➤ Ihre Beschwerden verschlimmern sich:

Durch Kälte und bei Wetterwechsel, bei Frauen vor und während der monatlichen Regelblutung.

➤ Ihre Beschwerden bessern sich:

Durch Ruhe, Wärme, im Sommer und durch feuchtwarme Witterung.

MITTEL SILICEA

Empfohlene Potenzierung D4–D12

Dosierung:	D4–D8	2–3 mal täglich 5 Globuli
	D12	1 mal täglich 5 Globuli

Hämorrhoiden

SIE LEIDEN AN:

Hämorrhoiden, die brennen und dazu neigen, vor allem nach dem Stuhlgang leicht wund zu werden oder zu bluten.

➤ **Ihre Beschwerden sind begleitet von:**
Anhaltender Verstopfung, schmerzhaftem Pochen oder einem Prellungsschmerz im Bereich des Enddarms.

➤ **Auslöser sind:**
Eine Entzündung im Bereich des Afters oder chronische Verstopfung.

➤ **Ihre Beschwerden verschlimmern sich:**
Durch feuchtwarmes Wetter, warme Anwendungen, durch Druck, Berührung und Bewegung.

MITTEL **HAMAMELIS**

Empfohlene Potenzierung D4–D6

Dosierung: 3–6 mal täglich 5 Globuli

SIE LEIDEN AN:

Dunkelrot verfärbten Hämorrhoiden mit dem Gefühl, als würden ein Pflock oder kleine schmerzhafte Splitter im Enddarm stecken.

➤ Ihre Beschwerden sind begleitet von:

Verstopfung, dumpfen Rücken- oder Kreuzschmerzen, einem Schweregefühl der Beine sowie Jucken des Afters vor allem nachts im warmen Bett.

➤ Auslöser sind:

Eine allgemeine Bindegewebs- und Venenschwäche, Bewegungsmangel oder eine Schwangerschaft.

➤ Ihre Beschwerden verschlimmern sich:

Durch Wärme und Bewegung.

➤ Ihre Beschwerden bessern sich:

Durch kühle Anwendungen.

MITTEL **AESCULUS**

Empfohlene Potenzierung D4–D6

Dosierung: 3–6 mal täglich 5 Globuli

Harnwegsprobleme

Niere und ableitende Harnwege sind wichtige Ausscheidungsorgane. Die Niere regelt außerdem den Salz- und Wasserhaushalt des Körpers. Überschüssige Flüssigkeit oder schädliche Stoffe sondert sie in die Harnleiter ab. Sie gelangen als Harn in die Blase und werden über die Harnröhre ausgeschieden.

Gute Durchspülung ist wichtig

Je besser die Niere durchspült ist, um so mehr kann sie leisten. Deshalb ist ausreichende Flüssigkeitszufuhr bei allen Harnwegsproblemen so überaus wichtig. Häufige gesundheitliche Probleme in diesem Bereich sind Harnwegsinfekte, Reizblase und Inkontinenz. Bei Männern rufen vor allem Prostataleiden Harnwegsbeschwerden hervor.

➤ Schmerzhafte Infekte

Ein Harnwegsinfekt drückt sich meist als krampfartiger Schmerz oder Brennen im Bereich von Blase und Harnröhre beim Wasserlassen aus. Meist besteht auch ein verstärkter, schmerzhafter – oft aber auch vergeblicher – Harndrang. Ein Harnwegsinfekt entsteht, wenn Bakterien – sie stammen meist aus dem Darmtrakt – in die Harnröhre gelangen und sie entzünden. In ungünstigen Fällen können die Erreger in die höher gelegenen Regionen, nämlich Blase oder Nieren, aufsteigen. Der Urin sieht dann trübe aus und kann sogar blutig oder bräunlich verfärbt sein.
Ein Harnwegsinfekt sollte möglichst bei den ersten Anzeichen behandelt werden. Dies erspart oft die Einnahme von Antibiotika. Sprechen die Beschwerden nicht sofort auf das gewählte Mittel an, müssen Sie den Arzt zu Rate ziehen.

➤ Die nervöse Reizblase

Die Reizblase äußert sich in aller Regel durch plötzlichen Harndrang, häufiges Wasserlassen und schmerzhafte Verkrampfungen der Harnröhre und Blase. Sie kann leicht mit einem Harnwegsinfekt verwechselt werden, jedoch können hier bei einer Untersuchung keine Erreger im Urin nachgewiesen werden. Eine Reizblase entwickelt sich manchmal im Anschluss an einen Harnwegsinfekt, sie kann aber auch Ausdruck von Überforderung, Kummer und Sorgen sein, denn die Blase ist ein stressanfälliges Organ.

Stressinkontinenz hat die gleichen Ursachen und oft ähnliche Symptome wie eine Reizblase. Sie ist gekennzeichnet durch einen plötzlichen Harndrang, dem sofort nachgegeben werden muss, andernfalls geht der Urin unwillkürlich ab.

Vorsicht: Erkrankungen der Niere und der ableitenden Harnwege gehören in den meisten Fällen in ärztliche Behandlung. Werden Infektionen nicht vollständig beseitigt, bergen sie die Gefahr einer bleibenden Schädigung, die langfristig in ein Nierenversagen münden kann. Auch bestimmte Nervenleiden können mit Harnwegsproblemen einhergehen.

➤ Ein häufiges Männerproblem

Prostataleiden sind eine häufige Ursache von Harnwegsproblemen bei Männern. Überwiegend im fortgeschrittenen Lebensalter vergrößert sich die Prostata und kann den Harnabfluss behindern. Erste Anzeichen sind ein häufiger, auch nachts auftretender Harndrang, ein abgeschwächter Harnstrahl oder Nachträufeln. Oft müssen die Betroffenen stark pressen, bis sie Wasser lassen können. Zur Entzündung der Prostata (Prostatitis) kann es durch mechanische Reizung, beispielsweise den andauernden Druck und die Erschütterung beim Motorrad-, Auto- oder Fahrradfahren kommen. Aber auch durch Unterkühlung oder eine Infektion kann sich das empfindliche Prostatagewebe entzünden. Bei Prostatitis verspüren die Betroffenen oft ein Fremdkörpergefühl im Enddarm sowie Schmerzen und Missempfindungen im Bereich der Damm- und Kreuzbeinregion. Bei gefüllter Blase verstärkt sich der Schmerz in aller Regel.

Vorsicht: Prostataerkrankungen bedürfen einer konsequenten ärztlichen Überwachung. Vor einer Selbstbehandlung sollten deshalb immer Ursache und Ausprägung eines Prostataleidens vom Arzt abgeklärt werden. Eine Vergrößerung der Vorsteherdrüse ist nämlich nicht immer »gutartig«, und auch eine nur leicht vergrößerte Postata kann gerade im höheren Lebensalter irgendwann entarten. Staut sich aufgrund einer starken Vergrößerung des Organs der Harn zurück, kann eine bleibende Nierenschädigung die Folge sein

➤ Alle Aspekte beobachten

In der Homöopathie gibt es etliche Arzneien, die sich für eine Anwendung bei Harnwegsproblemen eignen. Einige von ihnen finden Sie auf den folgenden Seiten, da sie besonders häufig für eine Behandlung dieser Störungen in Frage kommen. Bitte beachten Sie, dass bei der Suche nach dem geeigneten Mittel nicht nur die jeweilige Erkrankung wie beispielsweise »Blasenentzündung« zu berücksichtigen ist, sondern alle charakteristischen Erscheinungen, die der Kranke im Zusammenhang mit seinen Beschwerden bietet (Näheres dazu steht auf Seite 16ff.).

Harnwegsinfekt

SIE LEIDEN AN:

Einem akuten Harnwegsinfekt, der plötzlich mit brennenden oder pulsierenden Schmerzen beim Wasserlassen beginnt. Trotz häufigem Harndrang und dauerndem Harnabträufeln geht der Urin beim Wasserlassen nur schwierig und tröpfelnd ab. Nachts und beim Husten geht er möglicherweise unwillkürlich ab.

➤ Ihre Beschwerden sind begleitet von:

Plötzlich einsetzendem Fieber, pulsierenden oder pochenden Kopfschmerzen und heftigen krampfartigen, drehenden oder drückenden Schmerzen in Blase und Unterleib. Dieser ist hochempfindlich gegenüber Berührung. Das Gesicht ist rot und heiß, während die Beine und Füße eiskalt sind.

➤ Auslöser sind:

Feuchtigkeit oder eine Unterkühlung.

➤ Ihre Beschwerden verschlimmern sich:

Nachts, durch Berührung, Erschütterung und Zugluft, beim Hinlegen, durch Licht und Geräusche.

➤ Ihre Beschwerden bessern sich:

Durch Wärme und halb aufrechtes Sitzen.

MITTEL **BELLADONNA**

Empfohlene Potenzierung: D4–D12

Dosierung:	D4–D8	3–5 x täglich 5 Globuli
	D12	1 x täglich 5 Globuli

SIE LEIDEN AN:

Blasenentzündung mit brennenden, schneidenden Schmerzen beim Wasserlassen und ständigem Harndrang. Trotzdem gehen nur kleine Mengen Urin ab, der blutig verfärbt sein kann. Sie haben das Gefühl, als ob Sie die Blase nicht mehr richtig entleeren könnten.

➤ Ihre Beschwerden sind begleitet von:

Heftigen schmerzhaften Krämpfen im Bereich von Unterbauch und Blase sowie unerträglichem Harndrang, der sich vor allem beim Anblick von laufendem Wasser sehr plötzlich bemerkbar macht. Sie verspüren großen Durst, mögen aber nicht trinken.

➤ Auslöser sind:

Eine Infektion.

➤ Ihre Beschwerden verschlimmern sich:

Durch Berührung, Gehen und Stehen, bei Annäherung anderer, nach dem Wasserlassen sowie durch Trinken von kaltem Wasser oder Kaffee.

➤ Ihre Beschwerden bessern sich:

Durch warme Anwendungen und sanftes Reiben.

MITTEL CANTHARIS

Empfohlene Potenzierung: D4–D12

Dosierung:	D4–D8	3–5 x täglich 5 Globuli
	D12	1 x täglich 5 Globuli

SIE LEIDEN AN:

Einem Harnwegsinfekt mit schmerzhaftem Brennen am Harnröhrenausgang während des Wasserlassens. Es besteht dabei häufiger Harndrang. Sie können aber den Urin nur schwierig und tropfenweise ausscheiden – fast so, als sei die Blase gelähmt. Der Urin ist brennend, zu Beginn des Wasserlassens trüb, zäh und möglicherweise rötlich verfärbt, am Ende ist er aber wieder klar.

➤ Ihre Beschwerden sind begleitet von:

Durchfall und Bauchschmerzen. Sie sind verstimmt und streitsüchtig.

➤ Auslöser sind:

Sitzen auf kaltem Stein oder feuchtem Boden.

➤ Ihre Beschwerden verschlimmern sich:

Durch Kälte und Feuchtigkeit, bei Wetterwechsel, durch kalte Getränke.

➤ Ihre Beschwerden bessern sich:

Durch Wärme.

MITTEL DULCAMARA

Empfohlene Potenzierung: D4–D12

Dosierung:	D4–D8	3–5 x täglich 5 Globuli
	D12	1 x täglich 5 Globuli

SIE LEIDEN AN:

Harnwegsinfekt mit schmerzhaftem Wasserlassen. Vor allem am Ende der Blasenentleerung verspüren Sie einen starken brennenden Schmerz am Harnröhrenausgang. Die Blase ist aufgetrieben und druckempfindlich. Der Urin sieht trübe aus und enthält flockige Beimischungen oder Grieß.

➤ Ihre Beschwerden sind begleitet von:

Urintröpfeln im Sitzen und starken Schmerzen, die von der rechten Niere nach unten ausstrahlen. Sie weinen möglicherweise sogar vor dem Wasserlassen, weil Sie die bevorstehenden Schmerzen fürchten. Am leichtesten fällt es noch, im Stehen zu urinieren.

➤ Auslöser sind:

Eine Infektion oder eine Unterkühlung

➤ Ihre Beschwerden verschlimmern sich:

Feuchtigkeit und Nässe, nachts, nach dem Wasserlassen, beim Gähnen sowie bei Frauen vor der Monatsblutung.

➤ Ihre Beschwerden bessern sich:

Beim Stehen.

MITTEL SARSAPARILLA

Empfohlene Potenzierung: D4–D12

Dosierung:	D4–D8	3–5 x täglich 5 Globuli
	D12	1 x täglich 5 Globuli

SIE LEIDEN AN:

Einem Harnwegsinfekt mit brennenden Schmerzen am Ausgang der Harnröhre, die während und nach dem Wasserlassen besonders heftig sind. Sie haben häufigen Harndrang und das Gefühl, als bliebe etwas Urin und ein drückender Schmerz in Harnröhre und Blase zurück.

➤ Ihre Beschwerden sind begleitet von:

Rheumatischen Beschwerden mit stechenden oder reißenden Schmerzen, die während des Wasserlassens in die Lenden-, Nieren- und Oberschenkelregion ausstrahlen und stark den Ort wechseln, sodass es fast nicht möglich ist, den Schmerz zu lokalisieren.

➤ Auslöser sind:

Eine Infektion.

➤ Ihre Beschwerden verschlimmern sich:

Durch Druck, Bewegung, Bücken und im Stehen.

➤ Ihre Beschwerden bessern sich:

Kein besonderer Befund.

MITTEL BERBERIS

Empfohlene Potenzierung: D3–D12

Dosierung:	D3–D8	3–5 x täglich 5 Globuli
	D12	1x Täglich 5 Globuli

Tipp: Berberis D3–D4 kann bei jeder Harnwegserkrankung zusätzlich und unterstützend als Durchspülungstherapie angewandt werden.

Reizblase und Stressinkontinenz

SIE LEIDEN AN:

Häufig wiederkehrender Blasenreizung mit ständigem Brennen in der Harnröhre und dem Gefühl, als würde fortwährend ein Tropfen durch die Harnröhre rinnen.

➤ Ihre Beschwerden sind begleitet von:

Reizbarkeit und verärgerter oder bekümmerter Stimmung. Sie sind überaus empfindlich gegen äußere Eindrücke und alles, was andere sagen, Wegen Ihrer Beschwerden möchten Sie am liebsten weinen.

➤ Auslöser sind:

Kummer (auch Liebeskummer), eine Kränkung, Demütigung oder Empörung wegen einer Beleidigung. Möglicherweise hat auch Geschlechtsverkehr die Beschwerden hervorgerufen.

➤ Ihre Beschwerden verschlimmern sich:

Durch Berührung und Druck, Ärger, Gewissensbisse und Tabakrauch.

➤ Ihre Beschwerden bessern sich:

Durch Wärme und nach erholsamem Schlaf.

MITTEL STAPHYSAGRIA

Empfohlene Potenzierung: D4–D12

Dosierung:	D4–D8	3–5 x täglich 5 Globuli
	D12	1 x täglich 5 Globuli

SIE LEIDEN AN:

Blasenreizung mit schmerzhaftem, krampfartigem, ständigem Harndrang. Trotzdem will der Urin nicht richtig fließen.

➤ Ihre Beschwerden sind begleitet von:

Gereizter Stimmung, Sie wollen Ihre Ruhe haben, sind übellaunig und überaus empfindlich gegen Geräusche, denn sie verstärken Ihre Beschwerden. Sogar der Laut von Schritten und Stimmen geht Ihnen auf die Nerven.

➤ Auslöser sind:

Kälte, Stress, Überarbeitung und Schlafmangel oder übermäßiger Konsum von Genussmitteln.

➤ Ihre Beschwerden verschlimmern sich:

Morgens, durch Kälte, Geräusche, Hektik und Ärger.

➤ Ihre Beschwerden bessern sich:

Durch Wärme, Ruhe, kurzen Schlaf und abends.

MITTEL NUX VOMICA

Empfohlene Potenzierung: D4–D12

Dosierung:	D4–D8	3–5 x täglich 5 Globuli
	D12	1 x täglich 5 Globuli

SIE LEIDEN AN:

Blasenreizung und unwillkürlichem Harnabgang, der sich vor allem beim Husten, Lachen oder Niesen bemerkbar macht. Merkwürdigerweise ist dies auch der Fall, wenn Sie versuchen, das Wasserlassen zu unterdrücken. Manchmal haben Sie häufigen, aber vergeblichen Harndrang oder Harnverhalt.

➤ Ihre Beschwerden sind begleitet von:

Weinerlicher oder launischer Stimmmungslage. Sie möchten nicht alleine sein, sondern suchen Zuwendung und Trost. Sie verspüren ein Brennen in der Harnröhre, vor allem während und nach dem Wasserlassen.

➤ Auslöser sind:

Starke Gemütsbewegungen wie Kummer, Eifersucht oder ein enttäuschendes Erlebnis. Bei Frauen kann ein Zusammenhang mit der Monatsblutung bestehen.

➤ Ihre Beschwerden verschlimmern sich:

Durch Wärme, in warmer stickiger Luft, durch kalte Füße, fette Nahrung und während der Regelblutung.

➤ Ihre Beschwerden bessern sich:

Durch kühle frische Luft und durch Bewegung.

MITTEL PULSATILLA

Empfohlene Potenzierung: D4–D12

Dosierung:	D4–D8	3–5 x täglich 5 Globuli
	D12	1 x täglich 5 Globuli

SIE LEIDEN AN:

Stressinkontinenz mit unfreiwilligem Harnabgang, der vor allem bei Beanspruchung oder Druck der Bauchmuskulatur einsetzt, beispielsweise beim Husten, Niesen oder Lachen.

➤ Ihre Beschwerden sind begleitet von:

Unwillkürlichem und oftmals unbemerktem Urinträufeln, das auch nachts, besonders während der ersten Stunden des Schlafs auftritt. Möglicherweise verspüren Sie ein Brennen beim Wasserlassen. Sie fühlen sich gleichzeitig müde und niedergeschlagen.

➤ Auslöser sind:

Eine Schwäche der Blasen- oder Beckenbodenmuskulatur (z. B. auch nach einer Entbindung), begünstigt durch seelische Belastungen oder Überforderung.

➤ Ihre Beschwerden verschlimmern sich:

Kälte, Zugluft, in den ersten Stunden des Schlafs beim Niesen, Husten und Schneuzen.

➤ Ihre Beschwerden bessern sich:

Durch Wärme und im Sitzen.

MITTEL CAUSTICUM

Empfohlene Potenzierung: D4–D12

Dosierung:	D4–D8	3–5 x täglich 5 Globuli
	D12	1 x täglich 5 Globuli

Prostataleiden

SIE LEIDEN AN:

Prostataproblemen verbunden mit Schwierigkeiten und Schmerzen zu Beginn des Wasserlassens. Sie haben das Gefühl, die Blase sei zu voll und der Urin würde durch eine allzu enge Öffnung gepresst. Der Harnstrahl ist dabei deutlich abgeschwächt.

➤ Ihre Beschwerden sind begleitet von:

Kältegefühl, das sich bis in die Genitalien erstreckt, und krampfartigen, teils in den Bauchraum ausstrahlenden Schmerzen sowie Ziehen in der Leistengegend. Nach dem Geschlechtsverkehr bekommen Sie häufig Rückenschmerzen. Sie haben Furcht vor dem Einschlafen, aus Angst, irgendetwas könne geschehen. Mitleid können Sie nicht vertragen, es macht Sie ausgesprochen wütend.

➤ Auslöser sind:

Eine Vergrößerung der Prostata.

➤ Ihre Beschwerden verschlimmern sich:

Morgens und tagsüber, durch Bewegung und nach dem Geschlechtsverkehr.

➤ Ihre Beschwerden bessern sich:

Durch Schlaf und festen Druck.

MITTEL SABAL SERRULATUM

Empfohlene Potenzierung: D2–D4

Dosierung: 3–5 x täglich 5 Globuli

SIE LEIDEN AN:

Schmerzen im Bereich der Blase und Prostata mit Beschwerden beim Wasserlassen. Der Harn sieht manchmal orangefarben aus, und es dauert oft eine gewisse Zeit, bis er zu fließen beginnt; manchmal ist der Fluss plötzlich unterbrochen. Die Beschwerden haben sich allmählich entwickelt.

➤ Ihre Beschwerden sind begleitet von:

Unwillkürlichem Harnabgang beim Husten, Erektionsschwäche oder – trotz sexuellen Verlangens – gänzlich fehlender Erektion. Nach Geschlechtsverkehr fühlen Sie sich geschwächt. Sie sind stets nach dem Essen müde, haben nachts gesteigerten Appetit und Verlangen nach Süßem.

➤ Auslöser sind:

Eine Vergrößerung oder Reizung der Prostata, ferner Kränkung, beruflicher Misserfolg, unterdrückter Zorn oder sexuelle Exzesse.

➤ Ihre Beschwerden verschlimmern sich:

Durch Hitze, Bettwärme und zwischen 16 und 20 Uhr.

➤ Ihre Beschwerden bessern sich:

Durch Bewegung, warme Speisen und Getränke, durch Abkühlen des Körpers und Aufdecken.

MITTEL LYCOCPODIUM

Empfohlene Potenzierung: D4–D12

Dosierung:	D4–D8	3–5 x täglich 5 Globuli
	D12	1 x täglich 5 Globuli

SIE LEIDEN AN:

Entzündung oder Reizung der Prostata, verbunden mit erschwertem Wasserlassen und anfallsartigem oder in Schüben auftretendem Harnfluss. Der Urin wirkt schleimig. Meist müssen Sie erst lange Zeit warten, bis er zu fließen beginnt.

➤ Ihre Beschwerden sind begleitet von:

Intensiven Schmerzen im vorderen Bereich der Harnröhre beim Wasserlassen, Jucken der Genitalien und Brennen in der Harnröhre bei Samenabgang. Sie sind ängstlich, wirken traurig, gleichgültig und gedankenlos. Möglicherweise neigen Sie auch zu bläschenbildenden Hautausschlägen und Drüsenverhärtungen.

➤ Auslöser sind:

Eine Entzündung oder Infektion.

➤ Ihre Beschwerden verschlimmern sich:

Nachts, durch Berührung, Waschen in kaltem Wasser sowie bei zunehmendem Mond.

➤ Ihre Beschwerden bessern sich:

Im Freien sowie bei abnehmendem Mond.

MITTEL CLEMATIS ERECTA

Empfohlene Potenzierung: D4–D12

Dosierung:	D4–D8	3–5 x täglich 5 Globuli
	D12	1 x täglich 5 Globuli

SIE LEIDEN AN:

Vergrößerung oder Reizung der Prostata mit unwillkürlichem Harnabgang. Beim Wasserlassen ist der Harnstrahl plötzlich unterbrochen und läuft nur im Stehen leichter.

➤ Ihre Beschwerden sind begleitet von:

Absonderung von Prostatasekret während des Stuhlgangs sowie fehlenden Erektionen trotz sexueller Erregung. Es kann aber auch zum Samenerguss ohne Erregung kommen. Sie bemerken möglicherweise ein Nachlassen der geistigen Leistung und des Gedächtnisses.

➤ Auslöser sind:

Eine chronische Entzündung oder Vergrößerung der Prostata, Aufregungen, Liebeskummer oder sexuelle Exzesse.

➤ Ihre Beschwerden verschlimmern sich:

Bei körperlicher oder geistiger Anstrengung und durch alkoholische Getränke.

➤ Ihre Beschwerden bessern sich:

Bei Fasten, in der Dunkelheit sowie durch Druck und Bewegung.

MITTEL CONIUM MACULATUM

Empfohlene Potenzierung: D4–D12

Dosierung:	D4–D8	3–5 x täglich 5 Globuli
	D12	1 x täglich 5 Globuli

Frauenleiden

Der weibliche Fortpflanzungzyklus wird von mehreren Hormonen reguliert, die in feiner Abstimmung zusammenwirken. Schon geringe Abweichungen des Hormonmusters können sich in Unregelmäßigkeiten des normalen Zyklusverlaufs oder in Blutungsstörungen ausdrücken.

Die Balance der Hormone

Die Hormone beeinflussen aber nicht nur die Geschlechtsfunktionen, sondern wirken auf den gesamten Organismus, beispielsweise das Bindegewebe und die Psyche. Deshalb können schon feine hormonelle Schwankungen auch Befindlichkeit und Stimmungslage beeinflussen. Umgekehrt wirken sich seelische Probleme oft auf die hormonelle Regulation des weiblichen Zyklus aus. So können z. B. unter anhaltender körperlicher oder seelischer Überlastung plötzlich Zwischenblutungen auftreten, oder die Monatsblutung kann auf einmal gänzlich ausbleiben.
Frauen im gebärfähigen Alter sind daher recht anfällig gegenüber Zyklusstörungen. Am häufigsten klagen sie über Menstruationsschmerzen, Blutungsstörungen oder die Symptome des so genannten prämenstruellen Syndroms. Aber auch in den Wechseljahren kommt es bei vielen Frauen zu erheblichen Beschwerden und Befindlichkeitsstörungen.

➤ Schmerzhafte Blutungen

Schmerzhafte Menstruation plagt viele Frauen allmonatlich. Bei ihnen geht die Blutung vielfach nicht allein mit starken Schmerzen oder Unterleibskrämpfen einher, sondern kann von zahlreichen anderen Befindlichkeitsstörungen wie Kopfweh, Migräne, Übelkeit,

Rückenschmerzen oder Schwindel begleitet sein. Meist sind individuell-konstitutionelle Faktoren die Ursache für die Beschwerden, es können aber auch anatomische Besonderheiten im Bereich der Geschlechtsorgane in Frage kommen.

➤ Unregelmäßige Periode

Zyklus- und Blutungsstörungen drücken sich auf recht unterschiedliche Weise aus. Eine Blutung kann zu heftig, zu lang, zu kurz oder auch zu spärlich sein. Auch die Intervalle zwischen den Blutungen können stark variieren, oder es können Zwischen- und Schmierblutungen auftreten.

Diese Beschwerden sind oft auf leichte hormonelle Schwankungen zurückzuführen. Regelstörungen treten deshalb gehäuft auch in der Anfangsphase der Wechseljahre auf.

➤ Die Seele wird labil

Das prämenstruelle Syndrom, unter dem gleichfalls sehr viele Frauen leiden, tritt auf, wenn sich der Zeitpunkt der monatlichen Regelblutung nähert – meist einige Tage davor. Es umfasst eine Vielzahl von Symptomen wie Schmerzen und Spannungsgefühl der Brüste, Bauchschmerzen und Übelkeit, Kopfschmerzen oder Migräne. Auch die Augenlider können anschwellen, weil der Körper in dieser Zeit vermehrt Wasser einlagert.

Einige Frauen sind in dieser Zeit sehr reizbar und aufbrausend, andere wiederum sind depressiv und niedergeschlagen oder bekommen einen Putzfimmel. Meist bemerken die Familienmitglieder diese Veränderungen sogar eher als die Betroffene selbst. Ursache des prämenstruellen Syndroms sind meist leichtere hormonelle Regulationsstörungen.

Vorsicht: Schmerzen, Blutungsstörungen und prämenstruelle Beschwerden können auch durch schwerwiegende hormonelle Entgleisungen, durch Entzündungen oder Erkrankungen der inneren Geschlechtsorgane verursacht sein. Bei ungewohnten heftigen Schmerzen oder Blutungen, ebenso wie bei Zwischen- und Schmierblutungen sowie sehr starken Zyklusschwankungen sollten Sie Ihren Frauenarzt zu Rate ziehen. Ständige starke Blutungen können zur Blutarmut führen, die mitunter bedrohlich werden kann. Bleibt die Regel aus, so sollten sie gleichfalls Ihren Gynäkologen zu Rate ziehen. Dann liegt möglicherweise eine Schwangerschaft vor, es kann aber auch eine behandlungsbedürftige hormonelle Entgleisung dahinter stecken.

➤ Die Beschwerden der Wechseljahre

Die Wechseljahre (Klimakterium) stellen sicherlich den problematischsten Abschnitt im Leben einer Frau dar. Der damit verbundene plötzliche Abbruch der Hormonproduktion hat eine einschneidende Veränderung des gesamten Körpers zur Folge und kann eine Vielzahl zwar ungefährlicher, aber doch recht belastender Beschwerden hervorrufen. Die typischen Symptome sind Schlafstörungen, Hitzewallungen, Schweißausbrüche, die mitunter so heftig sein können, dass die Kleidung tropfnass geschwitzt ist und mehrmals täglich gewechselt werden muss. Sehr häufig kommt es in dieser Zeit zu depressiven Verstimmungen und Angstzuständen, Herzklopfen, Herzrasen oder Kopfschmerzen und Migräneattacken.

Weil die weiblichen Hormone auch das Bindegewebe insbesondere im Bereich der Geschlechtsorgane beeinflussen, kann es zu Trockenheit der Scheide und Beschwerden beim Wasserlassen kommen.

Vorsicht: Aufgrund des hormonellen Einbruchs in den Wechseljahren ist der weibliche Organismus anfälliger gegenüber schweren Erkrankungen als sonst. Bei allen ungewöhnlichen Veränderungen, die Sie möglicherweise in dieser Lebensphase an Ihrem Körper bemerken, sollten Sie besser den Arzt aufsuchen, damit er die Ursache abklären kann, insbesondere bei Knotenbildung in den Brüsten, Herz-Kreislauf-Beschwerden, ständigen Kopfschmerzen und plötzlich auftretenden Blutungen, insbesondere wenn die letzte Monatblutung bereits länger zurückliegt.

➤ Individuell abstimmen

Eine ganze Reihe homöopathischer Arzneien übt eine ausgezeichnete Wirkung auf den weiblichen Organismus aus. Bitte beachten Sie, dass die Eigenheiten der Menstruation bei jeder Frau unterschiedlich sein können und ein individuelles Merkmal ihrer Konstitution darstellen können. Deshalb dienen die Charakteristika des Menstruationszyklus einer Frau der homöopathischen Mittelfindung, auch wenn die Behandlung wegen ganz anderer Beschwerden erfolgt. Eine Frau kann beispielsweise grundsätzlich vor den Menses reizbar sein, eine andere ist eher depressiv oder neigt zum Weinen. Auch die Blutung unterscheidet sich bei den einzelnen Frauen erheblich. Umgekehrt spielen bei der Suche nach der heilenden Arznei hier im besonderen Maße andere individuelle Merkmale wie psychische Verfassung und allgemeine Symptome eine Rolle. Wie Sie ein homöopatahisches Mittel für Ihre Beschwerden finden, ist auf den folgenden Seiten beschrieben. Genauers dazu finden Sie auf Seite 16ff.

Schmerzhafte Menstruation

SIE LEIDEN AN:

Starken Periodenblutungen mit krampfartigen, sehr plötzlich oft schon vor der Menstruation auftretenden Schmerzen im Unterleib. Das Blut ist heiß, hellrot und enthält mitunter auch Klumpen.

➤ Ihre Beschwerden sind begleitet von:

Heißem Gesicht mit brennender Haut, als hätten Sie Fieber, pulsierenden oder pochenden Kopfschmerzen und kalten Füßen. Ihr Bauch ist äußerst berührungsempfindlich, und Sie haben kolikartige Krämpfe oder ein abwärts drängendes Gefühl im Unterleib, so als würde alles herausfallen.

➤ Auslöser sind:

Neigung zur schmerzhaften Regelblutung, vielleicht auch eine Verkühlung, Durchnässung oder Ärger.

➤ Ihre Beschwerden verschlimmern sich:

Nachmittags, beim Hinlegen, Gehen, gekrümmten Sitzen und Lesen.

➤ Ihre Beschwerden bessern sich:

Wenn Sie sich nach hinten strecken, durch Ruhe, Wärme und aufrechtes Sitzen.

MITTEL **BELLADONNA**

Empfohlene Potenzierung: D4–D12

Dosierung:	D4–D8	3–5 x täglich 5 Globuli
	D12	1 x täglich 5 Globuli

SIE LEIDEN AN:

Schmerzhafter Regelblutung mit nach unten drängenden Schmerzen, die in ihrer Ausprägung aber stark wechseln, sodass keine Regelblutung der anderen gleicht. Sie kann beispielsweise einmal mit spärlichem Blutfluss einhergehen, ein andermal wieder sehr reichlich ausfallen (in diesem Fall ist das Blut meist klumpig).

➤ Ihre Beschwerden sind begleitet von:

Weinerlicher Stimmungslage, heftigen Unterleibskrämpfen, möglicherweise verbunden mit einem empfindlichen Magen, Abneigung oder Ekel gegenüber fetten Speisen, Übelkeit, Erbrechen, Durchfall, Kopfschmerzen oder regelrechten Migräneanfällen.

➤ Auslöser sind:

Leichtere hormonelle Schwankungen (beispielsweise auch in der Pubertät) oder die konstitutionelle Neigung zu Menstruationsschmerzen.

➤ Ihre Beschwerden verschlimmern sich:

Durch Wärme, stickige Luft und fette Speisen.

➤ Ihre Beschwerden bessern sich:

Durch frische Luft, sanfte Bewegung, kühle Anwendungen sowie durch Zuwendung und Trost.

MITTEL **PULSATILLA**

Empfohlene Potenzierung: D4–D12

Dosierung:	D4–D8	3–5 x täglich 5 Globuli
	D12	1 x täglich 5 Globuli

SIE LEIDEN AN:

Wehenartigen Schmerzen und Unterleibskrämpfen kurz vor und während der Regelblutung, die so heftig und unerträglich sind, dass Sie das Gefühl haben, fast wahnsinnig zu werden. Die Schmerzen strahlen oft bis in die Oberschenkel aus.

➤ Ihre Beschwerden sind begleitet von:

Ruhelosigkeit und überaus gereizter Stimmung. Sie sind während dieser Zeit ärgerlich, eigensinnig und streitsüchtig, reagieren recht heftig und werden bei der geringsten Kleinigkeit wütend. Sie haben möglicherweise auch Hitzewallungen, schwitzen und neigen zu Blähungen mit einem aufgetriebenen Leib.

➤ Auslöser sind:

Konstitutionelle Neigung zu schmerzhafter Menstruation, möglicherweise verstärkt durch Ärger, Zorn und Aufregungen oder übermäßiger Kaffeegenuss.

➤ Ihre Beschwerden verschlimmern sich:

Im Liegen, abends und nachts sowie durch Wind und Kälte.

➤ Ihre Beschwerden bessern sich:

Beim Umhergehen, durch Wärme und Zudecken.

MITTEL CHAMOMILLA

Empfohlene Potenzierung: D4–D12

Dosierung:	D4–D8	3–5 x täglich 5 Globuli
	D12	1 x täglich 5 Globuli

Zyklus- und Blutungstörungen

SIE LEIDEN AN:

Unregelmäßiger Menstruation mit oft zu früh einsetzenden Blutungen, die lange anhalten und sehr stark sind. Das Blut ist hellrot oder dunkel und klumpig.

➤ Ihre Beschwerden sind begleitet von:

Großer Kälteempfindlichkeit, Wassereinlagerung im Gewebe und geschwollenen, empfindlichen Brüsten, besonders in der zweiten Zyklushälfte. Sie fühlen sich geschwächt, sind infektanfällig, neigen zu Drüsenschwellungen, Hautausschlägen und Vaginalausfluss. Sie befürchten, auffällig oder verrückt zu werden.

➤ Auslöser sind:

Hormonelle Schwankungen bei übergewichtigen, hellhaarigen und hellhäutigen Frauen, die zum Schwitzen neigen, dabei aber kälteempfindlich sind, ferner Überarbeitung und Stress.

➤ Ihre Beschwerden verschlimmern sich:

Anstrengung, Kälte, feuchtkaltes Wetter und Zugluft.

➤ Ihre Beschwerden bessern sich:

Durch Wärme, trockenes warmes Wetter, morgens.

MITTEL CALCIUM CARBONICUM

Empfohlene Potenzierung: D12

Dosierung: D12	1 x täglich 5 Globuli 1–2 Wochen vor der erwarteten Regelblutung oder bei Eintreten von Beschwerden.

SIE LEIDEN AN:

Ausbleibender oder verspäteter Regelblutung mit plötzlich einschießenden Schmerzen oder einem dumpfen Schweregefühl im Unterleib.

➤ Ihre Beschwerden sind begleitet von:

Ausgeprägter Ängstlichkeit, Sie befürchten vielleicht sogar, an Ihren Beschwerden zu sterben. Ihr Bauch ist außerordentlich empfindlich, Sie haben wehenartige Schmerzen, sodass Sie sich zusammenkrümmen müssen – das bessert aber keineswegs die Schmerzen.

➤ Auslöser sind:

Ein Schreck oder Schockerlebnis, Unterkühlung und Nasswerden der Füße oder ein Bad in zu kaltem Wasser.

➤ Ihre Beschwerden verschlimmern sich:

Abends und nachts, durch Tabakrauch sowie in warmen stickigen Räumen.

➤ Ihre Beschwerden bessern sich:

An der frischen Luft.

MITTEL ACONITUM

Empfohlene Potenzierung: D12

Dosierung:	1 x täglich 5 Globuli für die Dauer von 3–6 Tagen

SIE LEIDEN AN:

Ausbleibender bzw. verspäteter Menstruation oder aber an einer plötzlich und unverhofft eintretenden irregulären Menstruation bzw. einer Zwischenblutung.

➤ Ihre Beschwerden sind begleitet von:

Reizbarkeit und starken widersprüchlichen Stimmungsschwankungen. Sie können lachen und bekommen im nächsten Moment einen Tränenausbruch. Je mehr Sie dann weinen, um so stärker wird der Weinkrampf. Sie sind nervös und empfindlich gegen starke Gerüche.

➤ Auslöser sind:

Seelischer Kummer, beispielsweise ausgelöst durch den Verlust einer nahestehenden Person.

➤ Ihre Beschwerden verschlimmern sich:

Morgens, in kalter Luft, durch Trost, Kaffeegenuss und Rauchen.

➤ Ihre Beschwerden bessern sich:

Durch Essen, Wärme, Druck und Wechsel der Körperhaltung.

MITTEL IGNATIA

Empfohlene Potenzierung: D12

Dosierung: 1 x täglich 5 Globuli

SIE LEIDEN AN:

Ständigen Zwischenblutungen, die beim geringsten Anlass in Erscheinung treten, beispielsweise durch Pressen beim Stuhlgang oder durch körperliche Anstrengungen.

➤ Ihre Beschwerden sind begleitet von:

Nervosität und Reizbarkeit, möglicherweise verbunden mit nervösen Muskelzuckungen, ferner Wundheit, Schwellung und Juckreiz der Scheide mit reichlich weißlichem oder schleimigem Ausfluss.

➤ Auslöser sind:

Nervosität und hormonelle Schwankungen.

➤ Ihre Beschwerden verschlimmern sich:

Bei allem Ungewohnten, durch die Anwesenheit Fremder und in warmen Räumen.

➤ Ihre Beschwerden bessern sich:

Durch langsame Bewegung im Freien, kalte Getränke und Liegen auf der Seite.

MITTEL AMBRA GRISEA

Empfohlene Potenzierung: D12

Dosierung: 1 x täglich 5 Globuli

Prämenstruelles Syndrom

SIE LEIDEN AN:

Beschwerden vor der Regelblutung, mit Gewichtszunahme durch Wassereinlagerung im Gewebe, Spannungsgefühl und Verhärtung der Brüste sowie trauriger oder depressiver Stimmungslage.

➤ Ihre Beschwerden sind begleitet von:

Launenhaftigkeit, Selbstmitleid und plötzlichen Tränenausbrüchen ohne erkennbaren Grund. Sie haben Rücken- und Kopfschmerzen mit Übelkeit oder Benommenheit, möchten nicht allein sein, sondern sind anlehnungsbedürftig und haben das Bedürfnis nach Trost und Zuwendung.

➤ Auslöser sind:

Hormonelle Schwankungen, konstitutionell bei sanften, launischen Frauen mit mildem Temperament, die wenig entscheidungsfreudig sind.

➤ Ihre Beschwerden verschlimmern sich:

Durch Wärme, stickige Luft, abends, durch fette Speisen.

➤ Ihre Beschwerden bessern sich:

An der frischen Luft sowie durch Zuwendung und wenn Sie weinen können.

MITTEL **PULSATILLA**

Empfohlene Potenzierung: D12

Dosierung: 1 x täglich 5 Globuli, beginnend 8 Tage vor der erwarteten Regelblutung.

SIE LEIDEN AN:

Prämenstruellem Syndrom mit Brustspannen, Wassereinlagerung im Gewebe, Müdigkeit, Schwäche und Übelkeit, die besonders morgens auftritt. Sie sind äußerst reizbar, aufbrausend und gleichgültig gegenüber ihrer Familie, insbesondere gegenüber dem Ehemann.

➤ Ihre Beschwerden sind begleitet von:

Einem Putzfimmel, Heißhungerattacken mit Verlangen nach sauren Speisen, vor Fett ekeln Sie sich. Die Haut ist fettig, im Gesicht erscheinen Aknepusteln. Sie spüren ein abwärtsdrängendes Gefühl im Unterleib, so als würde die Gebärmutter herausfallen. Geschlechtsverkehr sind Sie abgeneigt.

➤ Auslöser sind:

Hormonelle Schwankungen besonders durch Stress, Überarbeitung oder übermäßigen Perfektionismus im Beruf und in den familiären Verpflichtungen.

➤ Ihre Beschwerden verschlimmern sich:

Morgens, durch Kälte, Trost und Tabakrauch.

➤ Ihre Beschwerden bessern sich:

Durch Wärme, frische Luft und starke körperliche Bewegung, beispielsweis Tanzen.

MITTEL **SEPIA**

Empfohlene Potenzierung: D12

Dosierung: 1 x täglich 5 Globuli, beginnend 8 Tage vor der erwarteten Regelblutung.

SIE LEIDEN AN:

Prämenstruellem Syndrom mit niedergeschlagener und sorgenvoller Stimmung sowie Abgeschlagenheit und Erschöpfung. Schon die geringste Anstrengung verursacht einen Schweißausbruch.

➤ Ihre Beschwerden sind begleitet von:

Großer Kälteempfindlichkeit, Wassereinlagerung im Gewebe und geschwollenen, empfindlichen Brüsten. Sie sind infektanfällig und neigen zu Drüsenschwellungen, Hautausschlägen und Vaginalausfluss. Sie befürchten, Ihre Beschwerden könnten von anderen bemerkt werden, oder haben Angst, verrückt zu werden.

➤ Auslöser sind:

Hormonelle Schwankungen bei übergewichtigen, hellhaarigen und hellhäutigen Frauen, die zum Schwitzen neigen und kälteempfindlich sind, ferner durch Überarbeitung und Stress.

➤ Ihre Beschwerden verschlimmern sich:

Durch Anstrengung, Kälte, feuchtkaltes Wetter und Zugluft.

➤ Ihre Beschwerden bessern sich:

Durch Wärme, trockenes warmes Wetter und morgens.

MITTEL **CALCIUM CARBONICUM**

Empfohlene Potenzierung: D12

Dosierung: 1 x täglich 5 Globuli
8 Tage vor der erwarteten Regelblutung oder bei Eintreten von Beschwerden.

SIE LEIDEN AN:

Beschwerden vor der Regelblutung mit Brustspannen, Reizbarkeit, Schwindel und Kopfschmerzen oder Migräne, die meist etwa 10 Tage vor der erwarteten Blutung beginnen.

➤ Ihre Beschwerden sind begleitet von:

Magendrücken, möglicherweise auch Durchfall und kolikartigen oder schneidenden Schmerzen im linken Unterbauch. Sie reden mehr als sonst, verspüren gesteigertes sexuelles Verlangen und sind zänkisch oder eifersüchtig. Um Hals und Bauch können Sie nichts Enges vertragen, schon ein Schal oder Gürtel verursacht Unbehagen.

➤ Auslöser sind:

Hormonelle Schwankungen besonders in der Zeit vor den Wechseljahren.

➤ Ihre Beschwerden verschlimmern sich:

Morgens beim Erwachen und durch Wärme.

➤ Ihre Beschwerden bessern sich:

Bei Einsetzen der Blutung.

MITTEL LACHESIS

Empfohlene Potenzierung: D12

Dosierung:	1 x täglich 5 Globuli 8-10 Tage vor der erwarteten Regelblutung bzw. bei Eintreten von Beschwerden.

Probleme in den Wechseljahren

SIE LEIDEN AN:

Hitzewallungen, Schweißausbrüchen bei der geringsten Anstrengung und depressiver Verstimmung. Sie sind sehr reizbar, und Ihre Familie geht Ihnen auf die Nerven. Am liebsten möchten Sie alles hinwerfen.

➤ Ihre Beschwerden sind begleitet von:

Weinerlicher Stimmung, Trockenheit der Scheide und Abneigung gegen Geschlechtsverkehr. Sie verspüren ein abwärtsdrängenden Gefühl im Unterleib. Die Regel kommt unregelmäßig und oft übermäßig stark. Sie neigen zur Ohnmacht, haben Kopfschmerzen sowie Heißhunger auf Süßes oder Saures. Möglicherweise neigen Sie zu Verstopfung und Krampfadern.

➤ Auslöser sind:

Hormonelle Schwankungen durch Stress, Überarbeitung oder übermäßigen Perfektionismus.

➤ Ihre Beschwerden verschlimmern sich:

Frühmorgens, durch Kälte, vor Gewitter, durch Trost und Tabakrauch.

➤ Ihre Beschwerden bessern sich:

Durch Wärme, frische Luft und starke körperliche Bewegung, beispielsweise Sport oder Tanzen.

MITTEL **SEPIA**

Empfohlene Potenzierung: D12

Dosierung: 1 x täglich 5 Globuli

SIE LEIDEN AN:

Klimakterischen Beschwerden mit Hitzwallungen, Schlafstörungen und großer Reizbarkeit. Morgens nach dem Erwachen fühlen Sie sich besonders schlecht. Möglicherweise haben Sie auch anhaltende Blutungen.

➤ Ihre Beschwerden sind begleitet von:

Sie neigen dazu, übermäßig viel und schnell zu reden, sodass andere kaum zu Wort kommen. Sie verspüren gesteigertes sexuelles Verlangen und sind zänkisch oder eifersüchtig. Um den Hals oder Bauch können Sie nichts Enges vertragen, schon ein Schal oder Gürtel verursacht Unbehagen. Sie neigen zu Schwindel, Ohnmachtsanfällen und linksseitiger Migräne.

➤ Auslöser sind:

Hormonelle Schwankungen besonders in den beginnenden Wechseljahren.

➤ Ihre Beschwerden verschlimmern sich:

Morgens beim Erwachen und durch Wärme.

➤ Ihre Beschwerden bessern sich:

Bei Einsetzen von Absonderungen, beispielsweise einer Blutung.

MITTEL LACHESIS

Empfohlene Potenzierung: D12

Dosierung: 1 x täglich 5 Globuli

SIE LEIDEN AN:

Hitzewallungen mit hektisch gerötetem Gesicht, brennenden Wangen und Atembeklemmung. Vorher frösteln sie häufig.

➤ Ihre Beschwerden sind begleitet von:

Gereizter Stimmung, schmerzhaftem Brustspannen, brennend heißer Haut an Händen und Füßen, Schwindel und Neigung zur Ohnmacht. Sie haben Kopfschmerzen oder Migräneanfälle, die morgens beginnen, bis Mittag zunehmen und dann wieder abklingen.

➤ Auslöser sind:

Hormonelle Schwankungen in den Wechseljahren vor allem bei Frauen mit cholerischem Temperament und Neigung zum Bluthochdruck.

➤ Ihre Beschwerden verschlimmern sich:

Durch Bewegung, Berührung und Verzehr von Süßigkeiten.

➤ Ihre Beschwerden bessern sich:

Durch Schlaf, Liegen auf der linken Seite und wenn es dunkel wird.

MITTEL SANGUINARIA

Empfohlene Potenzierung: D12

Dosierung: 1 x täglich 5 Globuli

Muskeln, Knochen und Gelenke

Zum Bewegungsapparat gehören Knochen, Gelenke, Muskeln sowie Bänder, Sehnen und Gelenkkapseln. All diese Strukturen arbeiten in ihren Funktionen eng zusammen.

Nicht alles ist »Rheuma«

Besonders bei nasskalter Witterung leiden viele Menschen unter Problemen wie Nackensteifigkeit, Bandscheibenbeschwerden, Glieder- und Muskelreißen oder Gelenkschmerzen. Diese Beschwerden werden allgemein als »Rheuma« bezeichnet. Die Medizin versteht unter diesem Begriff jedoch recht unterschiedliche Krankheitsbilder. Sie unterscheidet entzündliche rheumatische Erkrankungen von den so genannten degenerativen Leiden, die durch Abnutzungserscheinungen der Gelenke bedingt sind. Entzündlich-rheumatische Krankheiten führen im weiteren Verlauf zur Zerstörung der Gelenke mit teils schwerer Verformung. Sie bedürfen deshalb immer ärztlicher Behandlung. Ursachen des Gelenkverschleißes sind dagegen höheres Lebensalter, Über- oder Fehlbelastungen, aber auch Bewegungsmangel.

➤ Fast jeder hat mal Rückenschmerzen

Rückenschmerzen treten insbesondere in der Nacken- und Lendenregion auf. Meistens sind sie Folge von Muskelverspannungen oder Verschleißerscheinungen im Bereich der Wirbelgelenke und der Bandscheiben. Vor allem Menschen, die durch ihre berufliche Tätigkeit zu einer einseitigen Körperhaltung gezwungen sind, klagen häufig über Rückenprobleme. Auch Stress,

Angst und andere seelische Belastungen führen oft zu Verspannungen im Bereich der Rückenmuskulatur. Der so genannte »Hexenschuss« entsteht durch eine abrupte Bewegung meist beim Bücken oder Heben und löst einen solch heftigen Schmerz im Kreuz aus, dass es den Betroffenen kaum gelingt, ihre normale aufrechte Haltung wieder einzunehmen.

➤ Schmerzen in Knie oder Hüfte

Gelenkbeschwerden treten am häufigsten in den stark beanspruchten Knie- und Hüftgelenken auf. Dort kann es besonders leicht zur Abnutzung des Gelenkknorpels kommen, die sich als Schmerz, Steifigkeit und mitunter auch durch entzündliche Erscheinungen und Schwellungen im Bereich des Gelenkes bemerkbar macht. Aber auch kleinere Gelenke, insbesondere die Fingergelenke, Schultern und Ellenbogen können betroffen sein. Übergewicht, Fehl- oder Überbelastungen durch schwere körperliche Arbeit begünstigen die Entstehung von Abnutzungserscheinungen der Gelenkstrukturen. Aber auch Bewegungsmangel kann dazu beitragen, weil dann die Gelenkschmiere nicht ausreichend über den Knorpel verteilt wird.

➤ Schmerzhafte Muskelverspannungen

Glieder- und Muskelschmerzen entstehen vielfach durch eine falsche oder einseitige Körperhaltung, vor allem wenn feuchte Witterung, Kälte oder Zugluft als verstärkende Einflüsse hinzukommen. Die Muskulatur verspannt sich, und es entstehen kleine schmerzhafte Verhärtungen im Muskelgewebe. Muskelschmerzen können auch durch Überlastung, beispielweise durch übermäßigen Sport auftreten. Zum Muskelkater kommt es besonders leicht, wenn untrainierte Muskulatur einer ungewohnt starken Bewegung ausgesetzt ist.

➤ »Ameisenkribbeln« in den Beinen

Unruhige Beine, die auch als »restless legs« bezeichnet werden, äußern sich durch Missempfindungen wie ständiges quälendes Kribbeln oder ein dumpfes Schmerzgefühl in den Beinen. Dies verursacht Zucken, Zittern und das Gefühl, als kämen die Beine nicht mehr zur Ruhe. Die Ursache ist oft nicht zu klären. Vermutet werden Störungen des Nervensystems oder ein Mangel an lebenswichtigen Substanzen wie z. B. Vitamin B_{12}. Besonders häufig leiden Zuckerkranke und ältere Menschen unter unruhigen Beinen.

Vorsicht: Mitunter können auch schwere Erkrankungen mit Gelenk- oder Gliederschmerzen einhergehen. Deshalb sollten alle anhaltenden Schmerzzustände im Bereich des Bewegungsapparates vom Arzt diagnostisch abgeklärt werden – insbesondere wenn ein Gelenk sich entzündet und anschwillt. Bei Lähmungserscheinungen oder Gefühllosigkeit der Extremitäten müssen Sie unbedingt und ohne Zeitverzug den Arzt aufsuchen.

➤ Homöopathika für den Bewegungsapparat

Es gibt etliche homöopathische Arzneien, die eine günstige Wirkung auf die Strukturen des Bewegungsapparates entfalten. Der Weg, um ein solches Mittel zu finden, ist im Folgenden beschrieben. Bei der Suche ist es wichtig, das Augenmerk nicht allein auf die Beschwerde selbst zu richten, sondern auch die momentane Verfassung, die Auslöser sowie die Umstände, unter denen sich die Beschwerden bessern oder verschlechtern, einzubeziehen. Näheres dazu können Sie auf Seite 16ff. nachlesen.

Rückenschmerzen/Hexenschuss

SIE LEIDEN AN:

Reißenden Rückenschmerzen, Hexenschuss oder schmerzhaften Verspannungen im Bereich der Nacken- und Rückenmuskulatur. Jede Bewegung schmerzt, Sie können sich kaum im Bett umdrehen und müssen sich dazu aufsetzen.

➤ Ihre Beschwerden sind begleitet von:

Gereizter Stimmung, Sie wollen Ihre Ruhe haben, sind übellaunig und überaus empfindlich gegen Geräusche. Kälte und Luftzug vertragen Sie überhaupt nicht.

➤ Auslöser sind:

Stress, Ärger, Überarbeitung, Schlafmangel, möglicherweise auch übermäßiger Konsum von Genussmitteln wie Kaffee, Alkohol und Nikotin.

➤ Ihre Beschwerden verschlimmern sich:

Morgens, durch Kälte, Zugluft, Geräusche, Hektik und Ärger.

➤ Ihre Beschwerden bessern sich:

Durch Wärme, Ruhe, kurzen Schlaf und abends.

MITTEL **NUX VOMICA**

Empfohlene Potenzierung: D4–D12

Dosierung:	D4–D8	3–5 x täglich 5 Globuli
	D12	1 x täglich 5 Globuli

SIE LEIDEN AN:

Hexenschuss oder reißenden Rückenschmerzen, die Sie sich durch Kälte, Nässe oder eine abrupte Bewegung beim Heben zugezogen haben. Sie fühlen sich morgens steif und müssen sich dauernd etwas bewegen, um die Schmerzen ertragen zu können.

➤ Ihre Beschwerden sind begleitet von:

In die Beine ausstrahlenden Schmerzen und Ruhelosigkeit, sogar nachts müssen Sie aufstehen und sich bewegen, um die Beschwerden zu lindern.

➤ Auslöser sind:

Körperliche Anstrengung, Verheben, Kälte oder Durchnässung.

➤ Ihre Beschwerden verschlimmern sich:

Morgens, nachts, durch Ruhe sowie durch Kälte und Feuchtigkeit.

➤ Ihre Beschwerden bessern sich:

Durch ständige leichte Bewegung, Wärme und heiße Anwendungen.

MITTEL RHUS TOXICODENDRON

Empfohlene Potenzierung: D4–D12

Dosierung:	D4–D8	3–5 x täglich 5 Globuli
	D12	1 x täglich 5 Globuli

SIE LEIDEN AN:

Reißenden, dumpfen oder stechenden Rückenschmerzen mit Steifigkeit, die sich bei der geringsten Bewegung verschlimmern, sodass Sie sich am liebsten überhaupt nicht mehr rühren möchten. Sie können nur gekrümmt sitzen.

➤ Ihre Beschwerden sind begleitet von:

Zerschlagenheitsgefühl, Brennen und Ziehen im Rücken, Steifigkeit und Spannungsgefühl im Nackenbereich, großer Reizbarkeit und ärgerlicher Stimmung. Sie wollen sich weder bewegen noch sprechen und machen sich möglicherweise Sorgen wegen beruflicher oder finanzieller Dinge.

➤ Auslöser sind:

Berufliche oder finanzielle Sorgen, Überlastung durch Bewegung sowie Witterungswechsel.

➤ Ihre Beschwerden verschlimmern sich:

Durch Wärme, bei der geringsten Bewegung, gegen 3 Uhr morgens und bei Witterungswechsel.

➤ Ihre Beschwerden bessern sich:

Durch festen Druck, Ruhe und Liegen auf den schmerzhaften Körperstellen.

MITTEL BRYONIA

Empfohlene Potenzierung: D4–D12

Dosierung:	D4–D8	3–5 x täglich 5 Globuli
	D12	1 x täglich 5 Globuli

Gelenkbeschwerden

SIE LEIDEN AN:

Rheumatischen Beschwerden mit heißen, entzündeten und geschwollenen Gelenken, die bei der geringsten Bewegung stechende oder reißende Schmerzen verursachen.

➤ Ihre Beschwerden sind begleitet von:

Gereizter, ärgerlicher Stimmung, Sie wollen Ihre Ruhe haben, wegen Ihrer heftigen Schmerzen wollen Sie sich weder bewegen noch mit jemandem sprechen.

➤ Auslöser sind:

Überanstrengung, eine Verletzung (z. B. Zerrung) oder Wetterwechsel.

➤ Ihre Beschwerden verschlimmern sich:

Durch die geringste Bewegung, durch Wärme und heißes Wetter.

➤ Ihre Beschwerden bessern sich:

Durch kühle Umschläge, Ruhe sowie durch Liegen oder festen Druck auf die schmerzhaften Stellen.

MITTEL **BRYONIA**

Empfohlene Potenzierung: D4–D12

Dosierung:	D4–D8	3–5 x täglich 5 Globuli
	D12	1 x täglich 5 Globuli

SIE LEIDEN AN:

Gelenkschmerzen, die mit erheblicher Steifheit verbunden sind und in Ruhe, nachts, aber auch morgens beim Aufstehen besonders schlimm sind.

➤ Ihre Beschwerden sind begleitet von:

Reizbarkeit und Ruhelosigkeit. Sie sind empfindlich gegen Kälte und müssen sich ständig leicht bewegen, um die Schmerzen ertragen zu können. Sogar nachts müssen Sie oft immer wieder aufstehen und umhergehen. Sie fühlen sich vorher steif und wie gelähmt, nur durch die andauernde Bewegung werden Sie beweglicher.

➤ Auslöser sind:

Überanstrengung, kaltes nasses Wetter, Durchnässung oder eine Verletzung.

➤ Ihre Beschwerden verschlimmern sich:

Zu Beginn der Bewegung, durch Kälte, morgens, nachts und in Ruhe.

➤ Ihre Beschwerden bessern sich:

Durch andauernde leichte Bewegung, Hitze und trockenes warmes Wetter.

MITTEL RHUS TOXICODENDRON

Empfohlene Potenzierung: D4–D12

Dosierung:	D4–D8	3–5 x täglich 5 Globuli
	D12	1 x täglich 5 Globuli

SIE LEIDEN AN:

Schmerzhaften Gelenkbeschwerden infolge einer Reizung des Sehnen- oder Bandapparates, wie es beispielsweise beim Tennisarm oder einer Sehnenscheidenentzündung der Fall ist.

➤ Ihre Beschwerden sind begleitet von:

Zerschlagenheitsgefühl der Glieder und Schwäche der Gelenke, die sich schon nach einem kurzen Spaziergang bemerkbar macht. Sie haben das Gefühl, als seien die Sehnen zu kurz, sind unruhig und wissen kaum, welche Position Sie einnehmen sollen, um die Beschwerden zu lindern.

➤ Auslöser sind:

Eine Verletzung, beispielsweise eine Prellung, Verstauchung oder Verrenkung sowie Überanstrengung.

➤ Ihre Beschwerden verschlimmern sich:

Durch Ruhe, beim Sitzen und Treppensteigen, durch kalte Anwendungen und nasskaltes Wetter.

➤ Ihre Beschwerden bessern sich:

Durch Wärme, Bewegung und Reiben der schmerzhaften Körperstellen.

MITTEL RUTA GRAVEOLENS

Empfohlene Potenzierung: D4–D12

Dosierung:	D4–D8	3 x täglich 5 Globuli
	D12	1 x täglich 5 Globuli

SIE LEIDEN AN:

Rheumatischen Gelenkbeschwerden, die besonders in Knie-, Hüft- oder Fußgelenken auftreten oder in den unteren Gliedmaßen begonnen haben und nach oben aufsteigen.

➤ Ihre Beschwerden sind begleitet von:

Heißen, entzündeten, geröteten und geschwollenen Gelenken, die beim Gehen knacken und sich wie zerschlagen oder wund anfühlen. Sie frieren leicht, haben aber trotzdem das Verlangen, die schmerzenden Körperregionen zu kühlen.

➤ Auslöser sind:

Eine Verletzung, beispielsweise eine Prellung.

➤ Ihre Beschwerden verschlimmern sich:

Durch Wärme, vor allem Bettwärme ist unerträglich, durch Bewegung, abends und nachts sowie nach Alkoholgenuss.

➤ Ihre Beschwerden bessern sich:

Durch kalte Anwendungen.

MITTEL LEDUM PALLUSTRE

Empfohlene Potenzierung: D4–D12

Dosierung:	D4–D8	3–5 x täglich 5 Globuli
	D12	1 x täglich 5 Globuli

SIE LEIDEN AN:

Gelenkbeschwerden, die Sie sich durch eine Zerrung, einen Sturz, Umknicken des Fußes oder eine Verstauchung zugezogen haben.

➤ Ihre Beschwerden sind begleitet von:

Zerschlagenheitsgefühl und Prellungsschmerzen, schon die geringste Berührung ist unerträglich. Beim Liegen haben Sie das Gefühl, das Bett sei zu hart. Sie haben das Bedürfnis, alleine zu sein, sind unruhig und möchten sich bewegen, aber nur kurz, weil stärkere Bewegung die Beschwerden verschlimmert.

➤ Auslöser sind:

Eine Verletzung, Zerrung, Verstauchung oder ein Sturz.

➤ Ihre Beschwerden verschlimmern sich:

Durch Hitze, Berührung, Erschütterung und längere Bewegung.

➤ Ihre Beschwerden bessern sich:

Durch kurze leichte Bewegung und Ruhe.

MITTEL ARNICA MONTANA

Empfohlene Potenzierung: D4–D12

Dosierung:	D4–D8	3 x täglich 5 Globuli
	D12	1 x täglich 5 Globuli

Glieder- und Muskelschmerzen

SIE LEIDEN AN:

Schmerzen in Muskeln und Gliedern, die Sie sich durch Kälte, Nässe oder Überanstrengung der Muskulatur zugezogen haben. Sie fühlen sich morgens steif und müssen sich dauernd etwas bewegen, um beweglich zu bleiben.

➤ Ihre Beschwerden sind begleitet von:

Zerschlagenheits- oder Lähmigkeitsgefühl in den Gliedern und starker Ruhelosigkeit, sogar nachts müssen Sie aufstehen und sich bewegen, um die Beschwerden zu lindern.

➤ Auslöser sind:

Körperliche Anstrengung, eine Muskelverletzung, Kälte oder Durchnässung.

➤ Ihre Beschwerden verschlimmern sich:

Morgens, nachts, durch Ruhe sowie durch Kälte und Feuchtigkeit.

➤ Ihre Beschwerden bessern sich:

Durch ständige leichte Bewegung, Wärme und heiße Anwendungen.

MITTEL **RHUS TOXICODENDRON**

Empfohlene Potenzierung: D4–D12

Dosierung:	D4–D8	3–5 x täglich 5 Globuli
	D12	1 x täglich 5 Globuli

SIE LEIDEN AN:

Reißenden, dumpfen oder stechenden Gliederschmerzen, die sich bei der geringsten Bewegung verschlimmern, sodass Sie sich am liebsten überhaupt nicht mehr rühren möchten.

➤ Ihre Beschwerden sind begleitet von:

Zerschlagenheitsgefühl, Brennen und Ziehen in den Gliedern, Steifigkeit und Spannungsgefühl sowie Reizbarkeit und ärgerlicher Stimmung. Sie wollen sich weder bewegen noch sprechen und machen sich möglicherweise berufliche oder finanzielle Sorgen.

➤ Auslöser sind:

Überlastung durch Bewegung oder Witterungswechsel sowie seelische Belastung durch berufliche oder finanzielle Probleme.

➤ Ihre Beschwerden verschlimmern sich:

Durch Wärme, bei der geringsten Bewegung, gegen 3 Uhr morgens und bei Witterungswechsel.

➤ Ihre Beschwerden bessern sich:

Durch festen Druck, Ruhe und Liegen auf der schmerzhaften Körperseite.

MITTEL **BRYONIA**

Empfohlene Potenzierung: D4–D12

Dosierung:	D4–D8	3–5 x täglich 5 Globuli
	D12	1 x täglich 5 Globuli

SIE LEIDEN AN:

Glieder- oder Muskelschmerzen (auch Muskelkater), die Sie sich durch eine Verletzung oder durch Überanstrengung zugezogen haben.

➤ Ihre Beschwerden sind begleitet von:

Zerschlagenheitsgefühl und Prellungsschmerzen, schon die geringste Berührung ist unerträglich. Beim Liegen haben Sie das Gefühl, das Bett sei zu hart. Sie sind unruhig und möchten sich bewegen, können dies aber nur kurzzeitig, weil längere Bewegung die Beschwerden verschlimmert.

➤ Auslöser sind:

Eine Verletzung oder Überanstrengung der Muskulatur.

➤ Ihre Beschwerden verschlimmern sich:

Durch Hitze, Berührung, Erschütterung und längere Bewegung.

➤ Ihre Beschwerden bessern sich:

Durch kurze leichte Bewegung und Ruhe.

MITTEL ARNICA MONTANA

Empfohlene Potenzierung: D4–D12

Dosierung:	D4–D8	3 x täglich 5 Globuli
	D12	1 x täglich 5 Globuli

Unruhige Beine (restless legs)

SIE LEIDEN AN:

Unruhigen Beinen, die brennen, kribbeln und prickeln, als würden Ameisen über die Haut laufen.

➤ Ihre Beschwerden sind begleitet von:

Ruhelosigkeit, die Sie dazu zwingt, sich andauernd zu bewegen. Vor allem nachts müssen Sie immer wieder aufstehen und umhergehen, um die Beschwerden zu lindern.

➤ Auslöser sind:

Überanstrengung sowie kalte, feuchte Witterung.

➤ Ihre Beschwerden verschlimmern sich:

Durch Ruhe und Stillhalten sowie durch kaltes feuchtes Wetter.

➤ Ihre Beschwerden bessern sich:

Durch andauernde Bewegung und Wärme.

MITTEL **RHUS TOXICODENDRON**

Empfohlene Potenzierung: D4–D12

Dosierung:	D4–D8	3–5 x täglich 5 Globuli
	D12	1 x täglich 5 Globuli

SIE LEIDEN AN:

Unruhigen Beinen mit Muskelzucken, Krämpfen, Schwäche, Zittern und unerträglichem Ameisenlaufen besonders in den Waden, das sich bis zu den Zehen hinunter erstreckt.

➤ Ihre Beschwerden sind begleitet von:

Ruhelosigkeit, ziehenden oder reißenden Schmerzen und Lähmigkeitsgefühl der Beine sowie Brennen in der Schienbeingegend. Abends brennen auch die Fußsohlen, und die Zehen schmerzen und jucken. Nachts schrecken Sie häufig aus dem Schlaf hoch.

➤ Auslöser sind:

Kummer, Schlafmangel oder möglicherweise eine frühere Erfrierung.

➤ Ihre Beschwerden verschlimmern sich:

Nachts, in Ruhe wie auch bei Bewegung.

➤ Ihre Beschwerden bessern sich:

Durch Essen.

MITTEL ZINCUM METALLICUM

Empfohlene Potenzierung: D4–D12

Dosierung:	D4–D8	3–5 x täglich 5 Globuli
	D12	1 x täglich 5 Globuli

Hautprobleme

Die Haut grenzt den Körper wie eine Barriere gegen die Umwelt ab und schützt ihn vor dem Eindringen von Krankheitserregern oder schädlichen Stoffen. Zugleich ist sie aber auch ein wichtiges Sinnesorgan. Über den Tastsinn werden sowohl schädigende Einflüsse als auch angenehme Empfindungen wahrgenommen.

Schutz und Barriere

Die Haut registriert als erstes etwaige Gefahren durch Verletzungen, Kälte oder Hitze. Ferner unterstützt sie die Regulation der Körpertemperatur. Ist es zu heiß, so sondert sie Schweiß ab und kühlt den Körper. Ist es zu kalt, so zieht sie sich zusammen, damit möglichst wenig Körperwärme verloren geht – Deshalb bekommt man bei Frösteln eine »Gänsehaut«.

Über den Schweiß ist die Haut auch an der Ausscheidung von Stoffwechselschlacken beteiligt. Die Haare sind ein Anhangsgebilde der Haut. Ihr Wachstum wird in hohem Maße von hormonellen Faktoren beeinflusst. Haut- und Haarprobleme sind daher meist nicht allein durch äußere Einflüsse bedingt. Fast immer liegt auch eine Störung des »inneren Körpermilieus« zugrunde. Weil die Haut eng mit dem Nervensystem verknüpft ist, sind in den meisten Fällen auch seelische Einflüsse an der Entstehung von Hautproblemen beteiligt oder begünstigen ihre Ausprägung.

➤ Hautausschläge haben vielfältige Ursachen

Hautausschläge bereiten oft quälende Beschwerden. Sie können jucken, beißen oder brennen. Oft schuppen oder nässen sie, bilden Krusten oder die angegriffene Haut schilfert ab. Mitunter sehen sie recht abstoßend aus und können deshalb die Betroffenen seelisch stark belasten. Ansteckend sind Hautausschläge jedoch eher selten. Sehr häufig sind sie durch eine Allergie bedingt.

➤ Die leidigen Pickel

Akne ist ein Problem, mit dem vor allem Jugendliche während der Pubertät zu kämpfen haben. Sie entsteht durch übermäßige Talgproduktion und wird durch hormonelle Faktoren begünstigt.
Dabei verstopfen die kleinen Ausführungsgänge der Talgdrüsen. Erkennbar wird der Talgstau als erstes durch so genannte Mitesser (Komedonen). Diese entzünden sich und führen zu mehr oder weniger stark ausgeprägten eitergefüllten Pusteln.
Die hässlichen Pickel treten meist im Gesicht auf, können aber auch Rücken, Brust und Schultern betreffen. Manchmal kann eine Akne so stark ausgeprägt sein, dass es immer wieder zur Bildung von kleinen Abszessen oder Furunkeln kommt.

➤ Ansteckend – Warzen

Warzen sind Hautwucherungen, die durch eine Infektion mit dem so genannten Papilloma-Virus ausgelöst werden. Die Übertragung erfolgt durch direkten Kontakt, Warzen sind daher ansteckend.
Voraussetzung ist jedoch eine Bereitschaft, die Infektion überhaupt zu erwerben, wie z. B. eine Schwäche der Körperabwehr oder erbliche Faktoren. Auch seelische Belastungen können die Warzenentwicklung begünstigen.

➤ Ärger mit der Haarpracht

Haarausfall und frühzeitiges Ergrauen der Haare können – sofern sie nicht als Ausdruck des natürlichen Alterungsprozesses auftreten – oft durch seelische Probleme, einen Schock, durch eine Allgemeinerkrankung, aber durch hormonelle Einflüsse wie z. B. eine Schwangerschaft bedingt sein. Auch ein Mangel an lebenswichtigen Vitaminen oder Spurenelementen kann dazu beitragen. Bei einigen Menschen ist das frühzeitige Ergrauen auch erblich bedingt.

Vorsicht: Jede Hauterkrankung muss vom Hautarzt diagnostisch abgeklärt werden, weil auch eine Infektion oder eine schwere Erkrankung der inneren Organe dahinter stecken kann. Bei anhaltendem Haarausfall sollten gleichfalls entsprechende Untersuchungen durchgeführt werden, um beispielsweise eine Erkrankung des Hormonsystems auszuschließen.

➤ Störung ganzheitlich betrachten

Die Homöopathie betrachtet Hauterkrankungen grundsätzlich als eine tief im Körper liegende Störung. Die Behandlung ist deshalb nicht ganz einfach. Von besonderer Wichtigkeit ist, dass Hautausschläge nicht unterdrückt werden. Das heißt, hier ist im besonderen Maße die so genannte Hering'sche Regel zu beachten (siehe Seite 6). Hautausschläge sollen sich von innen nach außen oder von oben nach unten entwickeln bzw. abheilen. Wenn Sie also beispielsweise einen Auschlag am Hals haben und er wandert während der Behandlung in Richtung untere Körperregionen, so ist Ihre Mittelwahl richtig gewesen.

Bei Hautproblemen ist es besonders wichtig, die Merkmale der individuellen Persönlichkeit in die Mittelsuche einzubeziehen. Bitte beachten Sie auch, dass sich hier die Modalitäten nicht immer ausschließlich auf Ihre aktuellen Hautbeschwerden beziehen müssen.

Hautausschlag

SIE LEIDEN AN:

Heftig juckendem, schuppigem oder abschilferndem Hautausschlag, der ein ätzendes Sekret absondert und sich beim Waschen verschlimmert. Die Haut ist gerötet, wund, sie beißt und brennt.

➤ Ihre Beschwerden sind begleitet von:

Durchfall, der Sie morgens aus dem Bett treibt, Bettwärme verschlimmert den Juckreiz, auch die Fußsohlen brennen. Auch Wasser verschlimmert den Ausschlag. Für Süßes haben Sie eine besondere Vorliebe, ebenso für deftige, stark gewürzte Speisen.

➤ Auslöser sind:

Eine Allergie, eine Infektion oder eine konstitutionelle Neigung zu Hautproblemen bei entweder dicklichen, rotgesichtigen Menschen, die leicht schwitzen, oder bei schlaksigen mageren Personen.

➤ Ihre Beschwerden verschlimmern sich:

Morgens und nachts, durch Bettwärme, Waschen, Baden und Feuchtigkeit sowie durch Kratzen.

➤ Ihre Beschwerden bessern sich:

An der frischen Luft, bei gemäßigten Temperaturen und warmem trockenem Wetter.

MITTEL SULFUR

Empfohlene Potenzierung: D12

Dosierung: 1 x täglich 5 Globuli

SIE LEIDEN AN:

Nässendem, schmerzhaftem Hautausschlag, der ein ätzendes, klebriges Sekret absondert und honigartige Krusten bildet, die in der Folge abschilfern. Er tritt bevorzugt an den Handtellern, Kniekehlen, Ellenbeugen, dem behaarten Kopf oder hinter den Ohren auf.

➤ Ihre Beschwerden sind begleitet von:

Starkem Juckreiz, Ihre Haut ist rissig und trocken, entzündet sich leicht und neigt zur Eiterung. Sie sind mutlos, niedergeschlagen und müssen ständig an den Tod denken. Außerdem sind Sie überempfindlich gegen Gerüche, besonders den von Blumen. Möglicherweise haben Sie auch das Empfinden, als sei das Gesicht mit Spinnweben überzogen.

➤ Auslöser sind:

Eine Allergie, Infektion oder eine konstitutionelle Veranlagung bei eher blonden Personen mit heller, trockener Haut, die zu Trägheit und Übergewicht neigen. Erwartungsspannung, Kummer oder Schreck begünstigen die Entstehung von Beschwerden.

➤ Ihre Beschwerden verschlimmern sich:

Durch Wärme und Bewegung, durch Kratzen.

➤ Ihre Beschwerden bessern sich:

Im Dunkeln, durch Ruhe, Schlaf und frische Luft.

MITTEL GRAPHITES

Empfohlene Potenzierung:	D12
Dosierung:	1 x täglich 5 Globuli

SIE LEIDEN AN:

Unerträglich juckendem weißlichem Hautausschlag, der kleine Bläschen mit geröteter Umgebung bildet. Sie trocknen ein, schuppen und schilfern ab oder bilden dicke Krusten.

➤ Ihre Beschwerden sind begleitet von:

Neigung zur Eiterung, Nervenschmerzen und äußerster Empfindlichkeit gegen kalte Luft. Sie haben das Empfinden, als würde ein kalter Luftzug auf eine Körperstelle blasen. Ihre Haut ist empfindlich gegen Berührung. Ihre Stimmung ist überwiegend niedergeschlagen und mürrisch.

➤ Auslöser sind:

Eine Infektion, eine Gürtelrose, eine Impfung oder die konstitutionelle Veranlagung bei hellhaarigen, unentschlossenen Menschen, die zur Trägheit und zum Grübeln neigen.

➤ Ihre Beschwerden verschlimmern sich:

Durch kalte feuchte Luft, nachts im Bett, bei Bewegung und Berührung.

➤ Ihre Beschwerden bessern sich:

Im Freien, durch Hitze und Einhüllen des Kopfes.

MITTEL MEZEREUM

Empfohlene Potenzierung: D12

Dosierung: 1 x täglich 5 Globuli

SIE LEIDEN AN:

Juckendem Hautausschlag, der kleine, nässende, stark gerötete Bläschen bildet. Sie verursachen brennende Schmerzen und neigen dazu, zusammenzufließen und sich rasch auszubreiten. Die Haut ist anfangs gerötet und geschwollen. Der Hautausschlag zeigt die Tendenz, auf die Schleimhäute überzugreifen.

➤ Ihre Beschwerden sind begleitet von:

Starker Ruhelosigkeit, Müdigkeit, Schwindel und Benommenheit, möglicherweise auch Übelkeit oder rheumatischen Beschwerden.

➤ Auslöser sind:

Eine Herpesinfektion oder Gürtelrose, körperliche Überanstrengung, Kälte und Nässe.

➤ Ihre Beschwerden verschlimmern sich:

Durch Kälte und Nässe sowie nachts und durch Ruhe.

➤ Ihre Beschwerden bessern sich:

Durch Wärme und ständige Bewegung.

MITTEL RHUS TOXICODENDRON

Empfohlene Potenzierung: D12

Dosierung: 1 x täglich 5 Globuli

SIE LEIDEN AN:

Nesselausschlag, mit stark geschwollener, heißer, roter, brennender Haut, auf der Bläschen oder große Quaddeln entstehen. Sie verursachen stechende Schmerzen – so als hätte Sie eine Biene gestochen. Die Beschwerden haben ganz plötzlich begonnen.

➤ Ihre Beschwerden sind begleitet von:

Schwellung der Augenlider und der Lippen, Erschöpfung und gereizter oder niedergeschlagener Stimmungslage. Sie sind misstrauisch, nervös, ruhelos und empfinden kaum Durstgefühl. Möglicherweise sind Ihre Beschwerden auch mit einem Engegefühl in der Brust verbunden.

➤ Auslöser sind:

Eine Allergie oder Hitzeeinwirkung.

➤ Ihre Beschwerden verschlimmern sich:

Durch Hitze, Bettwärme und Berührung.

➤ Ihre Beschwerden bessern sich:

Durch kalte Umschläge, kaltes Wasser, beim Entkleiden und an der frischen Luft.

MITTEL APIS MELLIFICA

Empfohlene Potenzierung: D8–D12

Dosierung:	D8	3 x täglich 5 Globuli
	D12	1 x täglich 5 Globuli

Akne

SIE LEIDEN AN:

Akne mit unreiner fettiger Haut und vielen Mitessern, besonders auf der Stirn und der Nase. Die zahlreichen eitrigen Pickel sind gerötet, schmerzen und brennen.

➤ Ihre Beschwerden sind begleitet von:

Durchfall, der Sie morgens aus dem Bett treibt. Bettwärme vertragen Sie nicht. Die Fußsohlen brennen, sodass Sie sie nachts aus dem Bett strecken müssen. Sie haben eine Vorliebe für Süßes und deftige, stark gewürzte Speisen. Um andere sorgen Sie sich häufig, sind aber empfindlich gegenüber Misserfolg.

➤ Auslöser sind:

Hormonelle Fehlregulation oder konstitutionelle Neigung zu Hautproblemen bei entweder dicklichen, rotgesichtigen Menschen, die leicht schwitzen, oder bei schlaksigen mageren Personen.

➤ Ihre Beschwerden verschlimmern sich:

Morgens und nachts, durch Bettwärme, Waschen, Baden und Feuchtigkeit.

➤ Ihre Beschwerden bessern sich:

An der frischen Luft, bei warmem trockenem Wetter, durch kühle Umschläge.

MITTEL SULFUR

Empfohlene Potenzierung: D12

Dosierung: 1 x täglich 5 Globuli

SIE LEIDEN AN:

Akne mit großen, schmerzhaften Eiterpickeln und zahlreichen Mitessern vor allem auf der Stirn und dem Rücken. Die Pickel neigen zur Abszessentwicklung und schmerzen vor allem bei Berührung außerordentlich stark.

➤ Ihre Beschwerden sind begleitet von:

Einer ungesunden, rissigen Haut, die sich bei der geringsten Verletzung entzündet, eitert und schlecht heilt. Sie sind empfindlich gegen Kälte und haben manchmal das Gefühl, ein kalter Lufthauch würde auf eine Körperstelle blasen.

➤ Auslöser sind:

Hormonelle Fehlregulationen, besonders in Umstellungsphasen wie z. B. der Pubertät.

➤ Ihre Beschwerden verschlimmern sich:

Durch Kälte, den leichtesten Luftzug und bei Berührung.

➤ Ihre Beschwerden bessern sich:

Durch warme Umschläge und warmes Wetter.

MITTEL HEPAR SULFURIS

Empfohlene Potenzierung: D12

Dosierung: 1 x täglich 5 Globuli

SIE LEIDEN AN:

Vielen kleinen Pickeln, die bei Frauen bevorzugt vor und während der Regelblutung auftreten.

➤ Ihre Beschwerden sind begleitet von:
Tränenreicher Stimmungslage, Launenhaftigkeit und Stimmungsschwankungen sowie dem Verlangen nach Trost und Zuwendung. Sie haben eine Abneigung gegen Fett, ein starkes Verlangen nach frischer Luft und fühlen sich in überwärmten oder stickigen Räumen unwohl.

➤ Auslöser sind:
Die Pubertät oder hormonelle Schwankungen.

➤ Ihre Beschwerden verschlimmern sich:
Durch fettreiche Speisen, Wärme und stickige Luft.

➤ Ihre Beschwerden bessern sich:
Durch Trost und Zuwendung, wenn Sie weinen können sowie durch kühlende Umschläge und frische Luft.

MITTEL PULSATILLA

Empfohlene Potenzierung: D12

Dosierung: 1 x täglich 5 Globuli

Warzen

SIE LEIDEN AN:

Zahlreichen großen, weichen Warzen, die bräunlich verfärbt sind, leicht bluten und ein fleischiges oder blumenkohlartiges Aussehen haben. Möglicherweise haben sie auch einen käseartigen Geruch. Die Warzen können über den ganzen Körper verteilt sein.

➤ Ihre Beschwerden sind begleitet von:

Fettiger Haut und öliger Schweißabsonderung, eventuell auch dem Gefühl, als würde sich etwas Lebendiges im Bauch bewegen.

➤ Auslöser sind:

Eine Virusinfektion, begünstigt durch eine Veranlagung zur Warzenbildung.

➤ Ihre Beschwerden verschlimmern sich:

Durch Berührung und Kratzen.

➤ Ihre Beschwerden bessern sich:

Durch Druck und Bewegung.

MITTEL THUJA

Empfohlene Potenzierung: D12

Dosierung: 1 x täglich 5 Globuli

SIE LEIDEN AN:

Harten hornigen Warzen an den Händen, Fingern oder den Fußsohlen. Sie treten einzeln auf, können aber auch dazu neigen, sich zu vermehren.

➤ Ihre Beschwerden sind begleitet von:

Geröteten, entzündeten Augenlidern sowie verfärbten, verkümmerten oder stark verhornten Finger- und Zehennägeln, die dazu neigen, zersplittert zu wachsen. Sie vertragen außerdem keine sauren Speisen und Getränke, besonders keinen Wein.

➤ Auslöser sind:

Eine Virusinfektion.

➤ Ihre Beschwerden verschlimmern sich:

Durch Hitze, kaltes Waschen, saure Speisen und Getränke, vor allem sauren Wein.

➤ Ihre Beschwerden bessern sich:

Durch Ruhe.

MITTEL ANTIMONIUM CRUDUM

Empfohlene Potenzierung: D12

Dosierung: 1 x täglich 5 Globuli

Haarprobleme

SIE LEIDEN AN:
Haarausfall oder frühzeitigem Ergrauen der Haare.

➤ Ihre Beschwerden sind begleitet von:
Fahler oder gelblicher Gesichtsfarbe, Müdigkeit nach dem Essen, Blähungen und Völlegefühl. Gesteigerten Appetit entwickeln Sie meist in den späteren Abendstunden oder auch nachts. Sie haben Verlangen nach warmen Speisen und Getränken, während äußerlich ein Bedürfnis nach Kühle besteht. In den späten Nachmittagsstunden haben Sie meistens einen Tiefpunkt.

➤ Auslöser sind:
Hormonelle Schwankungen, beispielsweise nach einer Schwangerschaft, oder Folge einer Allgemeinerkankung.

➤ Ihre Beschwerden verschlimmern sich:
Durch Hitze, im warmen Zimmer, durch Bettwärme sowie zwischen 16 und 20 Uhr.

➤ Ihre Beschwerden bessern sich:
Durch Bewegung, warme Speisen und Getränke, durch Abkühlung des Körpers und Aufdecken.

MITTEL LYCOPODIUM

Empfohlene Potenzierung: D12

Dosierung: 1 x täglich 5 Globuli

Erste Hilfe

Homöopathische Arzneien haben sich auch als Erste-Hilfe-Mittel bewährt. In Begleitung zur herkömmlichen Wundversorgung lindern sie bei leichteren Verletzungen, Verbrennungen oder Insektenstichen die Schmerzen und beschleunigen den Heilungsprozess.

Die Heilung unterstützen

Das trifft auch für stumpfe Verletzungen, wie Prellungen, Quetschungen und Blutergüsse, oder eine Bänderzerrung zu. Solche Probleme treten oft beim Sport, durch einen unachtsamen Tritt, einen Sturz oder Stolpern auf. Bitte versichern Sie sich hier, ob es sich nicht möglicherweise um eine schwere Verletzung handelt. Bei dem geringsten Zweifel ist es sicherer, einen Arzt aufzusuchen, damit er durch entsprechende Untersuchungen wie z. B. eine Röntgenaufnahme, einen Knochenbruch oder eine Verletzung, die gezielter ärztlicher Behandlung bedarf, ausschließen kann.
Homöopathika können jedoch auch bei schwereren Verletzungen, wie z. B. einem Knochenbruch, begleitend zur ärztlichen Behandlung angewendet werden. Auch im Urlaub ist vielfach Erste Hilfe nötig, beispielsweise wenn Sie Beschwerden nach einem zu ausgiebigen Sonnenbad bekommen oder – wie es vielfach bei

Vorsicht: Die Behandlung schwerer Verletzungen oder Verbrennungen sowie von etwaigen Komplikationen gehört immer in ärztliche Hände. Bitte achten Sie auch bei kleineren Verletzungen immer auf eine ausreichende Wundversorgung, indem Sie offene Wunden säubern, desinfizieren und durch einen Verband vor Infektion schützen. Und überprüfen Sie immer, ob Ihr Tetanus-Impfschutz noch ausreichend ist

Reisen in ferne warme Länder der Fall ist – eine Durchfallerkrankung auftritt. Erste-Hilfe-Mittel sollten daher auch in der Haus- und Reiseapotheke nicht fehlen.

WUNDEN

➤ Schnitt- oder Schürfwunden, die Sie sich durch einen Sturz oder eine Prellung zugezogen haben. Die Wunde ist äußerst schmerzhaft und mit der Ausbildung eines großen Blutergusses verbunden. Jede Bewegung oder Erschütterung verstärkt den Schmerz.

Mittel: Arnica montana D3–D6 stündlich 5 Globuli

➤ Riss- oder Schürfwunden, die bluten, nicht richtig heilen wollen und dazu neigen, sich zu entzünden.

Mittel: Calendula officinalis D3–D6 stündlich 5 Globuli

➤ Glatte Schnittverletzungen, die Sie sich beispielsweise mit einem Messer zugezogen haben, oder eine Operationswunde, die nach einem chirurgischen Eingriff Probleme bereitet, z. B. ein Kaiserschnitt oder ein Dammschnitt. Die Wunde ist hochgradig berührungsempfindlich, und die Beschwerden verschlimmern sich durch Kälte und seelische Aufregungen.

Mittel: Staphysagria D3–D6 stündlich 5 Globuli

➤ Stichverletzungen, beispielsweise durch eine Nadel oder Dornen, die kaum bluten und als kalt empfunden werden, aber Rötung, Schwellung und pochende Schmerzen hervorrufen. Obwohl Sie frösteln, empfinden Sie kühle Umschläge als wohltuend, während Wärme die Beschwerden verschlimmert.

Mittel: Ledum pallustre D3–D6 stündlich 5 Globuli

➤ Wunden in einem Bereich, der sehr reich an Nervengewebe ist, wie z. B. die Fingerspitzen, die heftige einschießende Nervenschmerzen hervorrufen.

Mittel: Hypericum D4–D6 stündlich 5 Globuli

PRELLUNGEN, VERSTAUCHUNGEN UND BÄNDERZERRUNG

➤ Prellung, Verstauchung oder Zerrung, die Sie sich durch einen Sturz oder Umknicken des Fußes zugezogen haben. Es bildet sich ein ausgedehnter Bluterguss, und das verletzte Körperteil ist heiß, geschwollen oder steif und unbeweglich. Jede Bewegung, Berührung, der leichteste Druck oder Erschütterung verstärken den Schmerz.

Mittel: Arnica montana D3–D6 stündlich 5 Globuli

➤ Prellungen und Weichteilverletzungen durch einen Sturz oder Schlag, die mit ausgeprägten Blutergüssen einhergehen.

Mittel: Bellis perennis D3–D6 stündlich 5 Globuli

➤ Prellungen und Quetschungen, bei denen die Knochenhaut und das Nervengewebe mit betroffen sind. Sie schmerzen sehr stark und können mit Taubheitsgefühl und einschießenden Nervenschmerzen im betroffenen Bereich verbunden sein.

Mittel: Hypericum D4–D6 stündlich 5 Globuli

➤ Knochenbrüche sowie Prellungen und Quetschungen, bei denen die Knochenhaut mitbetroffen ist.

Mittel: Symphytum officinale D4–D6 stündlich 5 Globuli

Bitte beachten: Bei Knochenbrüchen nur begleitend anwenden.

VERBRENNUNGEN

➤ Verbrennungen, bei denen die Bildung von Brandblasen und Entzündung droht.

Mittel: Cantharis D4–D8 stündlich 5 Globuli

➤ Verbrennungen und Verbrühungen, die mit stechenden anhaltenden Schmerzen einhergehen.

Mittel: Urtica urens D3–D6 stündlich 5 Globuli

INSEKTENSTICHE

➤ Insektenstiche, die stark geschwollen und hochempfindlich sind, sich heiß anfühlen und brennende oder stechende Schemrzen verursachen.

Mittel: Apis mellifica D4–D8 stündlich 5 Globuli

➤ Insektenstiche, die von einem allgemeinen Kältegefühl begleitet sind. Der betroffene Bereich ist gerötet, geschwollen und pocht. Obwohl Sie frösteln, empfinden Sie kühle Umschläge als wohltuend, während Wärme die Beschwerden verschlimmert.

Mittel: Ledum pallustre D3–D6 stündlich 5 Globuli

ERSTE HILFE AUF REISEN

➤ Sonnenbrand und Sonnenstich, die Haut ist feuerrot und hochempfindlich und beginnt zu brennen. Sie haben außerdem pulsierende Kopfschmerzen und ein hochrotes Gesicht.

Mittel: Belladonna D4–D8 stündlich 5 Globuli

➤ Sonnenstich mit pochenden oder berstenden Kopfschmerzen und rotem, heißem Gesicht. Sie schwitzen und der Körper fühlt sich an, als würde er pulsieren.

Mittel: Glonoinum D4–D8 stündlich 5 Globuli

➤ Reise- und Seekrankheit, mit Übelkeit, Schwindel und Erbrechen. Die Beschwerden sind mit gleichzeitiger Schwäche, Reizbarkeit und einem Leeregefühl des Kopfes verbunden.

Mittel: Coccolus (Indische Kockelskörner) D4–D8 stündlich 5 Globuli

---

➤ Durchfallerkrankungen, die bei Reisen in heiße, tropische Länder auftreten.

Mittel: Okoubaka D2–D3 (im Akutstadium stündlich 5 Globuli einnehmen, bis die Beschwerden abklingen)

AUTORIN

Dr. med. Karola Scheffer arbeitete nach dem Studium der Humanmedizin als Assistenzärztin in der Rheumaklinik in Bad Feilnbach. Später leitete sie das Institut für klinische Chemie und Pharmakologie Medical Service in München, außerdem betätigt sie sich seit vielen Jahren als Medizinjournalistin und schreibt u. a. für die Ärztezeitschrift »NaturaMed«. Sie ist ausgebildet in Klassischer Homöopathie und führt eine eigene privatärztliche Praxis in München.

Wichtiger Hinweis
Die im Buch veröffentlichten Ratschläge wurden mit größter Sorgfalt von Verfasserin und Verlag erarbeitet und geprüft. Eine Garantie kann jedoch nicht übernommen werden. Ebenso ist eine Haftung der Verfasserin bzw. des Verlages und seiner Beauftragten für Personen-, Sach- oder Vermögensschäden ausgeschlossen.

Bildnachweis
Umschlagfoto: FinePic

Bibliografische Information Der Deutschen Bibliothek
Die Deutsche Bibliothek verzeichnet diese Publikation in der Deutschen Nationalbibliografie; detaillierte bibliografische Daten sind im Internet über http://dnb.ddb.de abrufbar.

Projektleitung: Franz Leipold
Redaktion: Dr. Marion Onodi, Planegg
Herstellung, Layout und Satz: Veronika Preisler, München
Bildredaktion: Sylvie Busche (Ltg.), Markus Röleke
Druck und Bindung: Appl, Wemding
Printed in Germany
5 4 3 2 1

ISBN-13: 978-3-426-64374-7
ISBN-10: 3-426-64374-X